全国中医药行业高等教育"十四五"创新教材

中医药高等教育"和合"思想协同育人理论与实践

主编 陈忠

全国百佳图书出版单位
中国中医药出版社
·北京·

图书在版编目（CIP）数据

中医药高等教育"和合"思想协同育人理论与实践 / 陈忠
主编 . —北京 : 中国中医药出版社，2021.10
全国中医药行业高等教育"十四五"创新教材
ISBN 978 – 7 – 5132 – 6939 – 1

Ⅰ . ①中…　Ⅱ . ①陈…　Ⅲ . ①中医教育—高等教育—
中国—中医学院—教材　Ⅳ . ① R2-4

中国版本图书馆 CIP 数据核字（2021）第 072647 号

中国中医药出版社出版

北京经济技术开发区科创十三街 31 号院二区 8 号楼
邮政编码　100176
传真　010-64405721
印刷　山东百润本色印刷有限公司印刷
各地新华书店经销

开本 787×1092　1/16　印张 10.75　字数 234 千字
2021 年 10 月第 1 版　2021 年 10 月第 1 次印刷
书号　ISBN 978 – 7 – 5132 – 6939 – 1

定价　49.00 元
网址　www.cptcm.com

服 务 热 线　010-64405720
购 书 热 线　010-89535836
维 权 打 假　010-64405753

微信服务号　zgzyycbs
微商城网址　https://kdt.im/LIdUGr
官 方 微 博　http://e.weibo.com/cptcm
天猫旗舰店网址　https://zgzyycbs.tmall.com

全国中医药行业高等教育"十四五"创新教材

《中医药高等教育"和合"思想协同育人理论与实践》
编委会

主　　编　陈　忠

副主编　阮叶萍　李范珠　黄　真

编　　委　陈建真　滕贺圆　熊　阳

廖广辉　郑　洪　睢　宁

张广顺　张　芯

前　言

习近平总书记指出，要"深入挖掘和阐发中华优秀传统文化讲仁爱、重民本、守诚信、崇正义、尚和合、求大同的时代价值，使中华优秀传统文化成为涵养社会主义核心价值观的重要源泉"。"和合"是中国古代哲学的一个重要范畴，"和"与"合"二字随文化发展逐渐共同化生为"和合"，体现整体协调之意，和中有合，和必达合，旨在阐发人与自然、人与社会、人与人之间和谐默契、相异相成的本质关系。"和合"思想贯穿整个中国思想文化发展的全过程，是中华民族传统文化的精髓。"和合"思想亦是《黄帝内经》《伤寒杂病论》等中医药经典著作中的思想核心，中医药的传承与发展秉承这一理念，薪火相传两千载，并内化为自身学术思想之精髓，同时在潜移默化中成为指导中医药发展的内在理论基石。

人才培养是一个综合性、系统性工程，具有教育主体、育人要素、育人资源多样性等特点，育人要素和育人资源掌握在不同的主体手中，各育人要素作为子系统之间呈一种协同共生的关系，需要各方的协同合作才能形成积极的效应。2018年教育部《关于加快建设高水平本科教育全面提高人才培养能力的意见》（"高教四十条"）中指出，要"构建全方位全过程深融合的协同育人新机制"。"协同"有"谐调一致，和合共同"之意，与"和合"思想高度契合。本书顺应国家协同育人的发展战略，在中医药人才培养中融入指导中医药发展的理论基石，即"和合"思想，经过多年的研究和探索，形成了以体现"和合""协同"为特点的中医药高等教育"和合"思想协同育人理论，并在实践中持续改进和完善，以达成知识、能力和素质三个维度目标的"和合"，为社会培养德智体美劳"五育合一"的高素质中医药人才。

本书对中医药教育的历史以及"和合"思想与中医药教育进行了介绍，并对基于"和合"思想的中医药高等教育协同育人理论与实践进行了详细的阐述，主要包括"和合"思想协同育人模式的构建、"和合"思想与思政教育实践、"和合"思想与高校协同育人实践、"和合"思想与产学研协同实践以及"和合"思想与中医药文化育人实践，以期对中医药人才培养和教育教学改革产生积极的推动作用。同时人才培养是一个持续的过程，漫长而艰辛，本书的编写仍有一定的提升空间，敬请各高等院校师生以及广大读者提出宝贵意见和建议，以便不断提高和完善，更好地为中医药教育事业发展和人才培养服务！

本书编委会

2021 年 4 月

编写说明

目前中医药人才的培养模式尚不能满足社会的多样化要求，且目前关于中医药人才培养模式的书籍较为少见。为此，本书秉承中医药学实践性强、传承性高的专业特征，融入指导中医药发展的理论基石，即"和合思想"。以其为指导，形成体现"和合""协同""实践"为特点的中医药高等教育"和合"思想协同育人理论研究，在此指导下，达成符合知识、技能、思想品德与职业素养要求的人才培养目标，培养高标准、高水平、高质量的中医药专业人才，并在实践中持续改进和完善。

本书分为七章：第一章为中医药教育的历史，主要介绍中医药的起源、古代、近代中医药教育及当代中医药高等教育的概况；第二章为"和合"思想与中医药教育，主要介绍中国传统文化和中医药的"和合"思想，以及"和合"思想在中医药教育中的实践；第三章为"和合"思想协同育人模式的构建，主要介绍中医药高等教育"和合"思想协同育人模式的内涵、构建、实践路径、运行机制、教育资源及质量保障；第四章为"和合"思想与思政教育实践，主要介绍"和合"思想融入思政教育中的路径探索以及在思政教育实践中的应用；第五章为"和合"思想与高校协同育人实践，主要介绍"和合"思想与高校协同育人的途径以及在高校协同育人中的实践；第六章为"和合"思想与产学研协同育人实践，主要介绍"和合"思想与产学研协同育人的途径、运行机制以及在产学研协同育人中的实践；第七章为"和合"思想与中医药文化育人实践，主要介绍"和合"思想在中医药人才培养中所发挥的文化育人的作用。

本书在编写过程中遵照理论联系实际的原则，坚持以中医药高等教育教学实践为基础，对中医药高等教育"和合"思想协同育人理论与实践进行阐述，在诸多方面提出独到的见解，为从事中医药高等教育的读者提供了参考书，同时也对国家培养中医药类专业人才具有现实意义。

本书的编者均为多年从事中医药教学工作的一线教师，他们丰富的教学经验、严谨认真的科学态度及饱满的工作热情使本书能及时完稿。感谢参加本书编写和校正的全体人员，以及所引参考文献的作者；亦感谢中国中医药出版社领导和编辑们给予的帮助和支持。限于编者的水平及编写能力，书中难免存在不足或不当之处，殷切希望广大读者提出宝贵意见和建议，以便再版时修订提高。

本书编委会

2021 年 1 月

目 录

第一章
中医药教育的历史

第一节　古代中医药教育

中医药是中华民族为保障人民的健康与繁衍，在长期的医疗实践中逐渐积累的宝贵财富，是五千年中华文明的重要组成部分。数千年来，博大的中医药知识之所以能积累、传承和发展，且经久不衰，中医药教育发挥了不可磨灭的作用。从口耳相传到文字记载，从师徒传承到书院讲学、官学教育，中医药教育随着中医药学的发展和历史朝代的更迭日趋成熟。以史为鉴，可以知兴替，回顾中医药教育的历史，从中总结经验与教训，对当今中医药教育模式的构建与优化将有重要借鉴和指导意义。

一、中医药的起源和发展概况

（一）先秦时期

中华文明源远流长，在人们与疾病的长期抗争中，中医药知识逐渐充实。现存的先秦文献中，有关医药起源的传说比较多，《淮南子·修务训》中记载原始社会的人"茹草饮水，采树木之实，食蠃蚌之肉"，常会中毒生病，于是神农通过"尝百草之滋味，察水泉之甘苦，令民知所避就"。在这个过程中，人们也发现一些植物可以减轻病痛，如因伤食引起的腹痛、腹胀，可口服大黄治疗；外伤可用苔藓、草茎、唾液外敷来止血止痛。经过无数次这样的尝试和经验积累，人们从最早的口耳相传到采用文字记录，逐渐获得药物和毒物的知识，并有意识地加以利用。原始社会末期，人们已认识到堆积樟科植物可以驱虫防病，堆积野果、谷物可发酵酿酒。商代的甲骨文中就有关于酒的记录，《尚书》也记载"若作酒醴，尔惟曲蘖"。在酒的长期食用过程中，它的医疗作用也逐渐被认识。古代"醫"字从酉（与酒通），说明治病之功非酒不成。到西周春秋时代，药物品种和用药经验逐渐丰富，诸多古代文献如《周礼》《尚书》《诗经》《山海经》和《万物》等中均有很多关于药物的记载。如《周礼·天官》载有"以五味、五谷、五药养其病""凡疗疡，以五药疗之，以五味节之"。《诗经》是我国第一部诗歌总集，收载药物达一百余种，如"采采芣苢""言采其虻""中谷有蓷"即是对采集车前、贝母、益母草的描写。《山海经》是一部古代地理著作，是我国古代劳动人民为生产、生活，到处搜集草木虫兽，尝其性味总结而成。在现存先秦文献中，《山海经》是首部记载药物功用的书籍。如櫰木，"食之多力"，有补益的作用；鹿蜀，"佩之宜子孙"，有促进生育的作用；荀草，"服之美人色"，有美容养颜的作用。《万物》成书于《山海经》之后，编撰于春秋战国时期，其中载药七十余种，多数为后代医家的常用药物，功用描述比《山海经》有所进步，且基本剔除了巫术色彩，如"贝母已寒热也""姜叶使人忍寒也"；

更记载了中药的配伍使用，如"商陆、羊头之已鼓胀也""理石、茱萸可已损劳也"。

从原始社会时期开始，我国的先民已经学会应用药物治疗疾病，标志着中医药的起源。从夏到春秋时期，医药知识得到进一步的积累，表现在功用的分类和阐述、酒的应用、复方的产生等诸多方面。

（二）秦汉时期

在秦汉时期，经济与文化繁荣的氛围下，诸多医学家脱颖而出，使中医药在各个方面取得显著成就，中药学也在汉代得到空前发展。西汉淳于意精于医术，是两汉时期唯一被载入正史的医药学家，《史记·扁鹊仓公列传》记载了他的治案二十五例，是我国现存最早文献载录的医案。东汉杰出医学家华佗，精于方药、针灸，尤善外科手术，制"麻沸散"止痛，行剖腹手术，开创了全身麻醉手术的先例。长沙马王堆汉墓出土的《五十二病方》，是一部首尾完整的医方专书，记载了内、外、妇、儿等科的疾病病状及相应的方药，其中医方二百八十个，用药二百四十二种，大致反映了该时期的用药经验和药学成就。集中医药理论之大成的《黄帝内经》最早载于《汉书·艺文志》，该书不仅将唯物论和辩证法引入医学，而且确立了中医整体观，论述了中医对生理病理的认识，形成了较系统的医学理论，为中医药学的发展打下了坚实基础。成书于汉代的《神农本草经》，是我国现存最早的本草学专著，该书确立了本草学著作的基本书写体例和内容安排，其提出的药性和七情和合等理论为后世临证用药提供了重要指导，该书的问世标志着我国中药学的初步形成。东汉张仲景著旷世医学论著《伤寒杂病论》，则将中医药理论具体应用于临床疾病的治疗中，创立了集理、法、方、药为一体的中医辨病辨证论治的理论体系，并一直沿用至今。

（三）三国两晋南北朝时期

三国两晋南北朝时期，医药学在初步形成的医学理论体系基础上又有了较快发展，出现许多著名医药学家和专科性医药典籍，其中药学著作多达七十余种，既有综合性本草论著，又有单论药物形态、图谱、栽种、采收、炮制等的专题论著。汉代《神农本草经》问世以后，随着药物品种的增加和对药性作用的进一步认识，中药学又有了新的发展。同时，《神农本草经》经过反复传抄，出现了多种传本，错漏夹杂，正如陶弘景所说"魏晋以来，吴普、李当之等，更复损益。或五百九十五，或四百三十一，或三百一十九，或三品混糅，冷、热舛错，草、石不分，虫、兽无辨。且所主治，互有多少，医家不能备见，则识智有浅深"（《本草经集注·序》）。针对这些问题，药物学家对中药再度整理，出现了《名医别录》《本草经集注》《炮炙论》等著作。这些本草学著作，与《神农本草经》相比，用药种数大为增加，记载也更为详尽；首创"诸病通用药"的分类法，体现了医药的联系更加紧密；药物炮制形成专论，成为中药学的分支学科。《本草经集注》的问世标志着综合性本草模式的确立，为后世中药学家提供了仿效的蓝本和扩展的基础，具有较高的科学水平。同时，针灸在皇甫谧的继承和发扬下，

《针灸甲乙经》得以问世，该书作为第一部针灸学专著流传至今，对我国针灸学的发展有着巨大的影响。

（四）隋唐时期

隋初和盛唐时期，社会的稳定和经济的复苏，促进了科学技术文化的发展。唐代推崇道家，求长生不老的道教徒为古代化学、中药学的发展积累了很多有价值的资料。儒家伦理道德哲学和佛教的"医方明"也都渗透到中医药中，对中医学产生了很大影响。此时期，人们曾对经史典籍进行收集整理，其中囊括了较多的医药知识。历时三十五年编纂完成的《隋书》载医书达二百五十六部，其中本草书籍有二十六部；《旧唐书》载本草书籍四十九部；《新唐书》载本草书籍四十七部。虽然这些本草书籍大部分已亡佚，但从书名仍可窥见其种类之丰富、特色之鲜明，如有论述药物栽种和采集的《种药法》《采药法》、有论述药物性能的《药性》、有专门论述饮食疗法的《食疗本草》《食性本草》、有介绍国外输入药物的《海药本草》。唐高宗显庆四年，由唐代政府颁行的《新修本草》编修完成，开创了官修本草的先例。在《新修本草》问世后六十多年间，民间又涌现出大批单方验方。陈藏器以收集《新修本草》遗漏的药物为主，编成《本草拾遗》，其所载药物被后世的本草著作广为引证。在医疗实践上，巢元方所著的《诸病源候论》以《黄帝内经》为指导，在总结自己临床诊疗经验的基础上，结合前世名医的论述，对大量的内外妇儿病证的发生机理进行了阐释，为临床疾病的治疗提供了理论依据。唐代名医孙思邈所著《备急千金要方》和《千金翼方》，总结了大量的医学理论与临证经验，《千金翼方》前四卷专论药物，是集唐代本草的大成之作。该时期的中医药学，在继承前人的基础上，着重于医药理论的全面整理和论述，为中医药学的全面发展奠定了基础。

（五）宋金元时期

宋代重视文治，执政者和广大知识分子中更有诸多医学爱好者，士人以知医为风尚。宋代盛行"理学"。"理学"的"格物致知"在学术上形成推究事物原理的风气，推进了宋元医药学理论的创新。金元时期在文化思想和自然科学方面，仍受北宋中原文化的影响，故科学文化得以延续。宋金元时期战争频仍，瘟疫流行，因社会的迫切需要促进了临床医疗的发展。另外，由于医家们在理法认识上的不同，金元各家学说彼此相左，引发了学术争鸣之风，进一步促进了中医药的发展。自唐代《新修本草》之后，对药物的认识更加丰富和深刻，以前的一些错误认识逐渐被发现，本草学急需再一次总结整理。于是宋廷下诏重修本草，对前代本草著作汇辑校订及对当代药物发掘整理，相继编写出《开宝本草》《嘉祐本草》《图经本草》等官修本草。民间医学家唐慎微的《证类本草》集北宋以前本草之大成，在我国中药学史上起到了承前启后的重要作用。金元医家面对战乱和瘟疫，更加注重临床用药的实际需要和药性理论的探讨。元代疆土横跨亚欧大陆，交通日趋发达，不同地域的人民接触频繁，促进了中医药文化的对外交流。13

世纪已有欧洲人带着西洋药物到北京行医,西学东渐由此拉开帷幕。

(六) 明代

明代社会环境安定,人民生活水平提高,更重视医疗保健,铅字印刷的使用促进了医药学新著作的出版发行。郑和七次出使"西洋",遍历三十多国,促进了国际贸易,也促进了包括医药在内的中外科技文化的交流。此时期,医药学的进步超过了前代,伟大的医药学家李时珍总结撰著的《本草纲目》,是中药学发展史上的重要里程碑,对我国和世界药物学及其他相关领域产生了深远的影响。该时期,药物的应用多采用配伍的形式,形成医方,对此当推明代集医方之大成的《普济方》,该书分为总论、身形、诸疾、疮肿、妇人、婴孩、针灸七部分,其理论阐述一千六百论,疾病包含两千七百五十类,收载医家治疗处方共六万余首,是我国现存古医籍中载方量最多的方书。人类文明的进程,始终伴随着与疫病的斗争,早期《伤寒论》的问世,为医家治疗伤寒提供了极其宝贵的经验。但至明代,医家发现有部分疫病,应用《伤寒论》的理论方法治疗时非但无效,反而会加重病情。鉴于此,医家吴又可指出这是一种与伤寒病因性质相反的疫病,命名为瘟疫,并著《瘟疫论》,从其病因、感邪途径、传变规律、证候演变等方面对瘟疫进行深入探讨,完善了中医外感病治疗的理论体系和诊疗方法。明代中后期,本草著作大量问世,内容丰富,既有集大成者,如综合性本草《本草发挥》《本草集要》《本草原始》等,又有着重于临证治疗使用或某一方面进行编撰者,如集合理法方药的《普济方》《奇效良方》《摄生众妙方》等、食疗本草的代表作《救荒本草》《食物本草》《食鉴本草》等、论述药物炮制的《炮炙大法》《雷公炮制药性解》等,使本草学登上了新的高峰,为我国医药学谱写了光辉篇章。

(七) 清代

清代继续提倡宋明理学和开科取士,但同时也大兴文字狱,控制文人思想,迫使文人从事脱离现实的考据学。这种考据学风,对古典医籍的校注、辨伪和辑佚有较大促进作用,但也造成尊经复古和故步自封的学术氛围,限制了文化和科技的发展。此时期,药学的发展主要表现为:以功用为核心的药性理论得到进一步的深化和阐释,代表作有《本草乘雅半偈》《本经逢原》《本草求真》《本草思辨录》等;发掘整理来自多民族、西方和民间的药物知识,扩大了重要的品种及有关内容,代表作有《本草纲目拾遗》《植物名实图考》等;考据学风促进了《神农本草经》的辑复和注疏,代表作有诸多《神农本草经》辑复本、《本草崇原》《神农本草经百种录》《本经疏证》等。关于实践经验的积累和中医理论的发挥,得到不断的充实和提高,相当多的医家著述,广征博采,酌以己见,择善而从。由太医院编纂的《医宗金鉴》包含《伤寒》《金匮》《名医方论》《四诊》《妇科心法》《幼科心法》《外科心法》等十五个分册,书写兼具图、说、方、论,并以歌诀的形式帮助医学从业者学习诵读,出版后被定为太医院的医学教科书,"使为师者必由是而教,为弟子者必由是而学"。专科书籍大量问世,如内科的《张氏医通》

《证治准绳》和《类证治裁》、妇科的《傅青主女科》和《达生篇》、儿科的《麻科活人全书》和《小儿推拿广意》、外科的《理瀹骈文》等。至此，中医药学的理论和疾病诊疗经验经过长期的历史积淀，已臻于完善和成熟，各科的理论阐释和诊治方法都形成了较完备的理法方药体系。

二、古代中医药教育的萌芽

中华民族在生产劳动和社会实践活动中，积累了大量与疾病做斗争的经验和知识，逐步形成相应的医药学与医药教育体系。随着医药知识的积累，对中药的性状、功用及采集、产地等方面的认识，在一代代的劳动人民中传承并发展，中医药教育也随之日趋成熟。古代中医药教育的发展与中药知识体系的发展是基本同步的，并蕴含着自身的发展脉络及历史特点。

自从有了人类，就有了医疗活动。在有文字记述之前，人类从劳动和生产、生活实践中获得的朴素医药知识，通过口耳相传逐渐积累起来。至奴隶社会，体力劳动与脑力劳动开始分工，早期的文字孕育而生。目前发现最早的文字——商代甲骨文，已有少量关于医药的记载，如"疒用鱼"散瘀血来治小腹病，"贞旨自疾"记录了名叫贞的巫师，为病人旨卜问鼻病。文字的产生和发展，为医药经验和知识的传承教育提供了较好的手段。当然这些甲骨文所展示的疾病观具有浓厚的迷信鬼神色彩，这是因为甲骨文原本就是商朝王室和贵族用以占卜的文字，常在巫师的占卜活动中使用。巫师在占卜吉凶祸福的同时，也会通过祷告祈求为人祛病免灾，并常假以鬼神之名用药治病，所谓巫医"皆操不死之药"。

随着奴隶制的逐步瓦解，神权迷信和鬼神致病的观念也慢慢动摇，巫医的势力日趋衰落，巫与医也逐渐分离，这为专职医生的出现和医药教育的发展创造了条件。据史料记载，我国早在周朝就形成了医事制度和卫生组织。《周礼·天官》记载："医师掌医之政令，聚毒药以供医事。凡邦之有疾病者、有疕疡者造焉，则使医分而治之。"《周礼》还记载了医学分四科及其相应的职责分工：食医"掌和王之六食、六饮、六膳、百羞、百酱、八珍之齐"，专门负责宫廷的饮食营养、膳食果蔬之调剂等；疾医"掌养万民之疾病……以五味、五谷、五药养其病，以五气、五声、五色视其死生，两之以九窍之变，参之以九脏之动。凡民之有疾病者，分而治之"，专门负责宫廷乃至民众内科疾病的治疗；疡医"掌肿疡、溃疡、金疡、折疡之祝药、劀、杀之齐"，专门负责治疗化脓性感染、肿瘤、金疮、骨折等外科病；兽医"掌疗兽病、兽疡"。治病过程中，医生需对治疗未愈而死亡的病例进行分析整理，"凡民工口之有疾病者，分而治之，死终则各书其所以，而入于医师"，并依据治疗的水平对医生实施考核评级，"岁终则稽其医事，以制其食。十全为上，十失一次之，十失二次之，十失三次之，十失四为下"。

直到春秋时期，专职医师的出现，是医药教育发展的重要里程碑。从此，医药理论研究和临证诊疗成为专职医师毕生追求的事业，他们可以心无旁骛地投入到医药工作中，总结自己的用药经验。同时，在专职医师的努力下，民众逐渐由信巫向信医转变，《左传》即记录了这样的故事：晋景公病笃，先是召桑田巫治疗，但因怀疑桑田巫的诊断，后派人到秦国求医，医缓奉王命到晋为景公医治，医缓检查后说："疾不可为也，在肓之上，膏之下，攻之不可，达之不及，药之不至，不可为也。"这也是成语"病入膏肓"的由来。《左传》还记载医和为晋侯诊病的故事，医和诊毕说此病很像蛊毒，但却非鬼神和饮食不节所致，而是由贪恋女色引起，并指出其病因病机："天有六气，降生五味，发为五色，征为五声，淫生六疾。六气者：阴、阳、风、雨、晦、明也……阴淫寒疾，阳淫热疾，风淫末疾，雨淫腹疾，晦淫惑疾，明淫心疾。女阳物而晦时，淫则生内热惑蛊之疾，今君不节不时，能无及此乎。"在医药学的发展历程中，正是靠医缓、医和这样的医学家使民众从信巫转为信医，使巫医逐渐退出历史舞台。这种思想认识和社会环境的改变，使专职医生越来越受到重视，他们临床用药的同时，剖析其中的医药理论，再验证于临床，随着医药知识不断积累，医生也期望其得到更好的继承，于是会去发现及培养有前途的人，以将自己的医方医术传授下去。如古代名医扁鹊的医术就是继承于医学家长桑君。扁鹊遵从老师的教导，专心致力于为群众治疗疾病，后又培养自己的弟子子阳、子豹、子同等。医学分科、病案记录、医事考核和师承授受、父子相承等教育形式的出现，均为以后医药教育的发展打下了初步的基础。

三、古代中医药教育的形式与特点

古代中医药教育的形式发展表现为从早期个人传授到以学校为代表的集体传授，从民办到民办与官办相结合。按照教育的实施主体可分为私学教育和官学教育两类：其中私学教育主要为师徒式教育和讲学模式，前者还包括师承、家传和自学形式；官学教育主要包括中央官学和地方官学两类。但这些教育形式又并非完全割裂，尤其是师徒传承，不仅是学校教育产生的基础，也是医学教育的重要辅助形式，贯穿于古代医学教育的始终。

（一）古代中医药教育的形式

1. 私学教育
（1）师徒式教育

师徒授受，是我国古代医药知识传承的主要形式，在中医药教育史上占有重要地位。尤其是晋唐之前，学校教育的形式尚未出现，医药学术的继承与发展，主要靠师徒传承的教育形式来达到。《礼记·曲礼》言："医不三世，不服其药。"《左传》载齐大夫高疆之言"三折肱知为良医"。可见人们很重视医者的实践经验和理论修养，表明当时师带徒的教育方式盛行。即使官方医学教育机构出现后，世医的父子传承、学校教育的师生传承习医模式也仍与之并存。师徒传承的优势在于师生联系紧密、因材施教、理论与临床相印证和注重德育，因此历代名医之辈绝大多数出自师徒授受之门。

中医学大家，战国时期的秦越人，因医术精湛被人们誉为扁鹊。秦越人年少时与长桑君相遇，长桑君经过十余年的观察，认为秦越人适合做自己的传人，遂将毕生所得的方药和技术尽予秦越人。扁鹊认真研读后，"以此视病，尽见五脏症结"，医名鹊起。扁鹊得长桑君所传，对自己弟子的教育也十分重视，诸弟子以己所长继承扁鹊的医术。在治疗虢太子的尸厥证时，扁鹊指导弟子"子阳砺针砥石""子豹为五分之熨，以八减之齐和煮之，以更熨两胁下"，最终治好了虢太子，在临证中完成了医术的传承。淳于意"自意少时，喜医药"，但"试之多不验"，直到遇见膝下无子的公乘阳庆，公乘阳庆见淳于意品学皆佳，便将自己所得方药及黄帝、扁鹊的脉书、五色诊病的技术都传给了他。淳于意刻苦研习老师所传医书三年，为人治病，多获效验，从中也反映出师承在医药学习中的重要作用。后他又拜师公孙光，并秉承老师的遗风，极为重视师徒传承，培养出了名医宋邑、高期、王禹等多位得意弟子。华佗之师虽未见史料记载，但华佗所授之徒多有医名，"广陵吴普，彭城樊阿及李当之，皆从佗学"。其中吴普和李当之得师传，尤精本草，分别著有《吴普本草》和《李当之本草经》，对后世很有影响。还有张仲景师从同郡张伯祖、罗天益师从李东垣、李东垣师从张元素等，不胜枚举。

根据师承的师徒关系还有一种特殊的类型，即家传形式，这种教育方式多出现在医学世家。南北朝时期，出现了诸多的医学世家，如南北朝东海徐家，北朝馆陶李家、南朝高阳许家等。其中东海徐家堪称中国世医传统的代表，相传延至四五十世之久。徐家第三代传人徐叔响，继承家学，精研医术，撰有《杂疗方》《杂病方》《解寒食散方》《四家体疗杂病本草要钞》等，为继承家学并启迪后学发挥了重要作用。第四代传人徐文伯，为徐叔响之侄，医名显于时，撰有《徐文伯药方》和《徐文伯疗妇人瘕》。之后第八代徐之才医名更盛，他在家学基础上博识多闻，医药方术益精，撰有《徐王八代家传效验方》《雷公药对》《小儿方》等，其内容经《证类本草》等书引用而少量存世。明代医家沈之问，师承家学，在先祖沈怡梅、父沈艾轩的临证经验基础上，写成我国早期麻风病专著《解围元薮》。著名的医药学家李时珍也是医学世家出身，他的祖父为铃医，父亲李言闻是当地名医，医术精湛，著有《四诊发明》《月池人参传》《痘疹证治》等。李时珍师从其父，学术观点多受父亲影响，《本草纲目》中即引用了诸多其父的著述。在医药学教育中，这种家传式的师徒传承教育模式实例不胜枚举，从小的意识熏陶和定向培养较其他学习方式有无法比拟的优势。当然家传中的门第之见，"传男不传女""传长不传幼"等封建思想也在一定程度上制约了医学的传播和教育的发展。

此外，还有一些医生是靠自学的方式获得医药知识。如西晋名医皇甫谧，家庭贫寒，少时边种地边读书，起初尤喜文学，著有《帝王世纪》等书，后因42岁时罹患风痹证，久治无效，转而攻读医学，最终写就《针灸甲乙经》《寒食散论》等著作。宋代名医许叔微则是在父母先后因病辞世的打击下，立誓学医，并且成名后终身为百姓义务诊病，著有《普济本事方》等传世之作。在自学习医的方式中，还有一种私淑的形式，其源于《孟子》，是指对某位学识渊博名家的学术思想心生仰慕，但因年代久远无法真正拜师，而通过研究其著述而达成思想上的相通。如张子和先师从刘从益，重攻下之法，后对寒凉派刘完素的学术心生崇敬，于是通过阅读其著作，继承了刘完素的学术思想。明代名医张景岳则是先后私淑于元代温补派李东垣、寒凉派朱丹溪、明代温补派薛己，最终成为温补学派的一代巨匠。

（2）讲学模式

讲学是中国古代医学教育中非常独特的形式，这种模式为不同流派的学术交流创造了条件，促进了医学的融合发展。早期最具代表的讲学模式是战国时期的稷下学宫，其在齐国君主的支持下设立，实行"不任职而论国事"，主张言论自由"不治而议论""无官守，无言责"的方针，使各个学术流派，儒、法、道、墨等学者齐聚一堂，论证自己的学术主张，形成了学术的大繁荣景象，世称"百家争鸣"。在这个过程中，中国古代的医药学也得到了极大发展，尤其是对阴阳五行等理论的形成在医学中的应用产生了重要推动作用。

书院式医学讲学机构最具代表性的当属明清时期的侣山堂。其前身由浙江杭州的名医卢之颐创办，卢之颐师承其父卢复，精通医术兼通佛学，著有《接定论疏》《摩索金匮》《学古诊则》《本草乘雅半偈》等多部医书，涵盖了医学的理论、诊法和方药知识，因此听讲者众多。后弟子张志聪继承了老师的讲学模式，建立"侣山堂"书院，除本人授课外，还邀请了当时的诸多名医如张开之、沈亮辰等共同讲学，吸引了大量的医学爱好者，首创了集体探究医经、合力注释阐述的模式，并将讲学中遇到的问题及争论，以医话、医论形式集成《侣山堂类辩》一书。张志聪病逝后，在其弟子高世栻的主持下讲学延续到光绪年间。这种讲学形式打破了师徒传承的门户壁垒，兼顾理法方药，重视医药知识的整体性，培养了一大批优秀的医者。

2. 官学教育

官学教育，即教育的实施主体是各级政府，根据中央政府和地方政府的不同，分为中央官学和地方官学。政府设置的医学教育最早出现在南北朝时期，到隋唐时期迅速发展完善，至宋代医学教育体系和教育机构已趋于成熟。

（1）中央官学

南朝宋时期，对教育比较重视，大兴学馆，各聚门徒授业，故有"江左风俗，于斯为美，后言教化，称元嘉焉"之说。《唐六典》记载："宋元嘉二十年，太医令秦承祖奏置医学以广教授。"这被认为是我国官学教育之始，比国外最早创立的意大利萨勒诺医学校早出现四百多年。北魏时期政府专设有"太医博士""太医助教"等官职，《魏书·官氏志》记载："可敕太常于闲场之处，别立一馆，使京畿内外疾病之徒，咸令居处，严敕医署，分师疗治，考其能否，而行赏罚。"这是政府推广医学教育的重要举措，为医药知识的普及和医疗技术的规范做出了较大贡献。

隋唐时期医药教育事业发展迅速。隋代设太医署，既是医疗机构，也是全国最高的医学教育机构，内设主药、药园师等教学人员。至唐代，太医署进一步扩大，除行政管理人员外，又分设医、药两个部分。《新唐书·百官志》记载："府二人，史四人，主药八人，药童二十四人，药园师二人，药园生八人，掌固四人……典药一人。"并且在京师配套有药园，面积约三顷，药园师既承担药物种植养护任务，也承担着培养指导药园生的任务。太医署招收 16～20 岁的平民子弟为药园生。在药园师的教授下，药园生学习药物的栽培、采集、贮存、炮制和配伍禁忌等药物学知识，学成合格后可补升为药园师。药园的设置，标志着我国医药史上由政府组织的药物人工栽培的开始，也是医药教育史上最早出现的药学院，对药学的发展具有重要推动作用。

宋代初虽有太常寺管辖的太医局，但当时未设医学校，只是按照科举方式进行考选。直到庆历年间对学校教育开始重视，下诏国子监，在翰林院中选拔医学教员，培养医师，学习"《素问》、《难经》、脉候、修和药饵、针灸等"，并规定"凡医师未经太医局师学，不得入翰林医官院"。王安石变法在教育方面提出一系列的措施，其中一项是整顿并加强专业学校，于是太医局从太常寺独立出来，设提举一名，判局两名，并规定判局一职需"知医事者为之"，此时的太医局实际上已成为独立的高等医学院校。医学院校第一次纳入国家官学教育体制，社会地位明显提高，这对吸纳儒生学医，促进中医理论和医技的发展有重要作用。医学教育完全仿照太学的三舍法教育制度，医学生额定 300 人，外舍 200 人，内舍 60 人，上舍 40 人。不同舍级学生根据考试成绩的优、平、否三等评定等级，优等者奖以官禄，劣等者则给予处罚或开除学籍，这种赏罚分明的管理制度对提高教学质量和医疗水平很有意义。

明代的医学教育基本与宋元时期相仿，太医院是明代医药卫生部门的最高管理机构，负责统治阶级的医疗保健和医学教育。医学生必须是医药世家子弟，规定"凡医丁告补，必须审查系年近嫡派子孙，才能送太医院学习"。医学考试每年四次，分别在四季举行，根据考试成绩授予相应医生、医士、医官职位，若三次考试均不及格，则会取消医籍，黜免为民。取得医生、医士者，可参加太医院每三年或五年举办的大试，成绩优异者可在太医院或地方的府、州、县任医官。

清代的医学教育仍沿袭旧制，中央的医学教育由太医院管辖。太医院设有教习厅，分为内教习和外教习两部分。内教习是在御医、吏目中选拔学识渊博者任教，主要教授御药房的太监；外教习也是在御医、吏目中选出，主要教授医官子弟，并批阅无职衔医士的月课。授课内容主要是《内经》《伤寒论》《金匮要略》和《本草纲目》等著作，至乾隆九年，吴谦等编成《医宗金鉴》，被补充作为教科书使用。

（2）地方官学

地方官学，由中央或地方政府设立，为地方培养医学人才，比中央官学出现要晚，是医学教育发展兴盛的表现。唐初为缓解州郡缺医少药的状况，政府在全国各州设立医学，由医学博士从事医学教育。各州需备本草和《百一集验方》与经史类书籍同列，并设助教辅导医学。其间这个设置有过取消，后至开元二十七年（739 年），再次提出十万户以上州设医生 20 人，十万户以下州设 12 人，提供所属境内的医疗服务。永泰元年（765 年）复置医学博士，三都督府、上州、中州各有助教 1 人；三都学生 30 人，都督府、上州 20 人；中州、下州 10 人。

元代官办教育仍依两宋旧例，但中央未再设立学校，而是在地方上公选学问渊博、精通医术、堪为人师者充任教授，在各路设立医学。路一级行政机构设有教授和学正各一人，州一级设学正一人，县一级设教谕一人。办学地点在各州县的三皇庙内，教学和祭祀合二为一。学生从在籍医户和行医卖药的子弟中选拔入学，若有资质较佳的良家子弟，愿意学医也可收为生员。教学人员每年都要考试，经太医院评定给予升补，量才擢用。作为医生，每三年需进行考核，考试合格者方能继续行医，这既避免了庸医误人，又提高了教学人员的教学质量。

明代对地方医学教育比较重视，与中央官学同时在各州县设立学校，并且在征服或侵略的新地区，建立地方政权的同时设立医学教育机构。开设课程所用教科书包括《素问》《难经》《脉诀》和有关临床各科的方书。地方政府设立府正科、州典科、县训科等学官，专管医学教育，可见明代的地方医疗卫生及教育机构相当发达。

清代的地方医学分府、州、县三级，分别设正科、典科、训官一职，均由医士担任。医学生选拔不再有世医限制，"凡所属州、县、卫习医之人，令其访明考试，并将三书教习，有精通者，呈报巡抚，给资赴院考试"，三书即《内经注释》《伤寒论》和《本草纲目》，学生学习后参加考试，成绩上等者授予吏目、医士等官职，"有年力不能赴京者，留为本省教授待补"。

总体而言，在医药教育的发展上，私学教育所起到的作用远大于官学教育。因官学教育受政治因素影响，开办和发展的趋势波动较大，同时也受师资力量和地域经济限制，培养规模偏小，远不能满足人民群众的医疗需求，而多沦为专门为统治阶级服务的群体。因此，私学教育才是推动古代医药教育发展的主力。

（二）古代中医药教育的特点

1. 基本传承方式——师徒传承

医药学的根本目的是守护人民健康、治疗疾病，从药物的栽种、采集、鉴定、炮制、贮存，到临床望闻问切、施药的诊治过程，具有非常强的经验性和实践性，师者通过言传身教、因材施教，有助于学生深刻理解老师的学术思想和诊疗方法，是古代医药人才培养的基本形式。师徒传承的优势明显，学生的来源，主要依靠老师和学生的交流，从德行、文化功底和对医学的悟性等方面进行全面的考察而选定，如长桑君观察扁鹊十余年，公乘阳庆见淳于意品学皆佳，乃决定传授医术。师承家学者更是潜移默化地接受中医药知识，这种从小的熏陶和定向培养优势突出。因而，不论讲学模式还是官学教育也均以师徒传承为基础，只是学生来源和教育规模有一定扩大。但不能回避的是师徒传承模式的劣势也比较明显：一是办学规模小，尤其是师承家学者，往往都是父辈传子辈，纵使是讲学模式也受地域、经济等因素限制，学生往往集中在一地，数量上并不能适应广大民众对医疗的需求。同时因传承人过少，若非著书立说，这些医学经验极易失传，对于这点诸多医药学家通过搜集著述，如陶弘景的《本草经集注》、李时珍的《本草纲目》、赵学敏的《本草纲目拾遗》等，为保留民间治疗用药经验做出了重要贡献。二是民间医生理论水平参差不齐，缺少医学理论的支撑，学习者只能对症下药，而缺少变通之法，易造成"不念思求经旨，以演其所知，各承家技，终始顺旧"的意识形态。三是师徒传承易形成门户壁垒，医者终生往往只拜师一人，不利于学术的交流和发展。对此，学院讲学更加开放包容，如张志聪在本人讲学外还邀请当世名医张开之、沈亮辰等一同讲学，在一定程度上破除了地域限制，有利于学术争鸣，促进医药学术的发展。另外，医疗管理制度的实施也有助于提高医生的医疗水平，如元代要求医学生源需为在籍医户和行医卖药的子弟及志愿学医的良家子弟，行医后需要每三年考核一次，考试合格者方能继续行医；明代医学生也必须是医药世家子弟，才能送入太医院学习，根据考试成绩来授予医生、医士、医官职位；清代生源则不受世限制，只要学习《内经注释》《伤寒论》和《本草纲目》三书并通过考试即可行医。古代医药教育形式各有优势和不足，应多加借鉴，弃其不足，发扬其优势。

2. 理论与实践并重

讲学模式、官办教育和大部分师徒传承均重视学生对医药知识的系统性掌握，即医药理论和实践紧密结合的培养理念。医药理论是根基，熟读经典是源泉，理不通，医术精湛就无从谈起。因此，在古代医药教育中，无论何种教育形式，《黄帝内经》《神农本草经》《伤寒杂病论》等经典著作均被列为必选教材。如唐代太医署无论修习哪科均需学习《素问》《灵枢》《神农本草经》《针灸甲乙经》《脉经》，并根据分科的不同再学习专业知识，即"诸医生既读诸经，乃分业教习"。药园生还要学习药物种植、鉴别、采集、炮制、贮存等知识，边理论边实践，熟练掌握药物栽种采收时节及方法、产地、优劣等，学习时间最长达9年，修完所有课程后补药园师。宋代在医生培训体系未建立之时，宋太宗深感良医不足，便通过医工对理论和实践能力的双重考察来选拔，"凡通《神农本草》《黄帝难经》《素问》及善针灸药饵者，校其能否，以补翰林医学及医官院祗候"。

在师承学习过程中，学生在理论学习基础上，要跟随老师应诊、详细记录诊疗方法，同时老师也会要求学生为患者诊治，如扁鹊治疗虢太子的尸厥证时，就分别指导弟子"子阳砺针砥石""子豹为五分之熨，以八减之齐和煮之，以更熨两胁下"，在临证中培养学生的实践能力。历代官学教育更将实践能力纳入学生的日常考核中，且要求严格，如宋代太医局学生要给其他学校的学生和官兵诊治疾病，"大学、停学、武学生、诸营将士疾病，轮差学生往治"，并根据诊疗的结果发放月钱，作为任职的参考，"岁终比较，绪为三等，上中书取旨等第收补。上等月给钱十五千，毋过二十人；中等十千，毋过三十人；下等五千，毋过五十人，其失多者本局量轻重行罚，或勒出局"。在书院讲学中也同样重视理论与实践的融合，如卢之颐将自己对医药经典著作的研究心得编成讲义为学生讲学，在临证实践中与学生对病例进行分析，辨证用药，培养学生实践能力的同时也加深了对医药理论的理解和掌握，并且将这些宝贵的临证资料整理编成《侣山堂类辩》，以供后世医者学习。可见，古代医药教育中，无论何种教育形式，均是以医药理论学习为基础，将学生临证实践能力作为培养重点，最终达到学生能够独立治病救人的职业需要。

3. 立医先立德

将道德修养纳入医药教育是古代医药学发展的优良传统之一。历代名医，如扁鹊、董奉、张仲景、孙思邈等在医疗技术上取得辉煌成就的同时，都有着优秀的医德仁爱品质。他们不但自己遵循道德规范，而且将这些道德思想言传身教给弟子，更有医家通过著书立说，强调精湛的临床技术和优秀的道德品质是作为一名合格的医者所必须具备的素质。这些思想影响了一代代的中医药人，他们遵循着前人的事迹将医德仁爱品质发扬光大，留下了许多珍贵的文献资料和传颂至今的医疗佳话。

唐代著名医药学家孙思邈在《备急千金要方》"大医精诚"中专门论述了医者应当遵守的道德规范。如治疗疾病时"必当安神定志，无欲无求，先发大慈恻隐之心，誓愿普救含灵之苦"，对来诊的病人"不得问其贵贱贫富，长幼妍媸，怨亲善友，华夷愚智，普同一等，皆如至亲之想"，对难治的疾病"不得瞻前顾后，自虑吉凶，护惜身命，见彼苦恼，若己有之，深心凄怆，勿避险巇，昼夜寒暑，饥渴疲劳，一心赴救，无作功夫形迹之心。如此可为苍生大医"，对发恶疾的病人"但发惭愧、凄怜、忧恤之意，不得起一念蒂芥之心"。这些对医德的系统阐述，既是孙思邈对自己的要求，也是对后学的殷切嘱托。

《列仙传》"苏耽传"中记载了"橘井泉香"的故事。相传苏耽医术水平很高，为人治病不取分文，人称"苏仙翁"。有一次苏耽要出门远行，但通过推演发现当地明年会发生瘟疫，主要表现为恶寒发热、胸膈痞满，于是他将治疗方法交代给母亲，即一升井水和一片橘叶。时隔一年真如苏耽所言发生了瘟疫，苏母将治疗方法告知周围的人，病人服用橘叶和井水后皆痊愈，甚至有千里外的人前来求药治疗。此后人们便以"橘井泉香"称颂医生救死扶伤、精诚仁爱的优秀品质。

关于杏林春暖的故事也彰显了医学家高尚的道德修养。三国时期，吴国著名医家董奉，医术极为精湛，来诊者络绎不绝，他对诊治好的病人并不收取钱财，只是要求他们在自己的屋子前后栽种杏树。轻病者被治愈，栽种一株；重病者被治愈，则栽种五株。久而久之，房前屋后的杏树逐渐成林，郁郁葱葱，一片生机盎然的景象，对病人的康复也很有帮助。杏树所结的杏子，人们只需要用等量的谷物换取即可，全凭自觉，在人们对董奉的敬重基础上，诚信之风也慢慢形成。每年换取的谷物，董奉除了自用外，均用来赈济贫困的人们以及供给行旅不逮者。所以后世称颂医者，常以"杏林春暖"来借喻赞扬医者的高明医术和高尚医德，相似的成语还有"誉满杏林""杏林满园""杏林春满"等。

对医生道德修养的要求常列在医生考核的首位，如《旧唐书·职官志》记载医官考核规定有"凡考课之法有四善：一曰德义有闻，二曰清慎明著，三曰公平可称，四曰恪勤匪懈"。对医生道德修养的高要求是"重人贵生"的体现，"生命至贵，有贵千金"，医者面对病人若心怀杂念，轻则贻误病情，重则致人死亡，故必当立志从医、富有仁爱悯人之心者才能为之。

4. 学科融合

（1）药与医的融合

古代医药并不分家，医药兼通是医者的必备条件。医药史上诸多著名人物，如陶弘景、孙思邈、唐慎微和李时珍等，均既是医学家也是药学家。陶弘景在《本草经集注》中首创"诸病通用药"的分类法，将药物分别归入病症项下，这种分类方法为临床选药提供了极大方便，后世诸多中药学著作均采用该分类法。唐慎微治病不分贫贱，有求必应，且不收诊金，只求病人抄写所知的验方良药，以此积累为基础最终编成《证类本草》。南北朝以前的药铺均由医生兼营，医药一体，医生既负责诊病，又负责药物的采购炮制。随着经济的发展，南北朝时期，出现了由药商独立经营的药铺，医业和药业出现分工。到唐代医学教育虽分为医学和药学两部分，但依然重视医药兼修，当时太医署的学生无论修习哪科均需在学习医学理论的同时，去药园实践，培养辨药形、识药性的能力。嘉祐五年（1060 年）太医局考试科目确定在"《难经》《素问》《巢氏》《圣惠方》"基础上纳入《神农本草经》，"如虽通他经，于《本草》全不通者，亦不与收补，仍令本局常切讲习"。宋代地方医学教育虽将学生分为脉科、针科、疡科三科，但均必修《素问》《难经》《诸病源候论》《补注本草》《备急千金要方》。宋代中央官学教育机构太医局，要求医学生必备"辨认药性"的能力，指出"医之治病，必在于药，今之所用，皆取于市廛，据评铺户，真伪难分。今来太医局欲依《唐典》，近城置药园种莳，其医学生员亦当赴诸园辨认诸药"。明清官学教育的课程设置基本与宋代相同，这些均表明古代医学教育极为重视医药兼通。

明清医官多为世袭，太医院的官学教育中生源基本都是医官子弟，考试内容极其单一，导致学生缺乏医药知识的系统掌握。因此吴翌凤在《镫窗丛录》中指出元代名医众多与"其法考较医经，辨验药味，合试经书，则《素问》《难经》《圣济录》《本草》《千金翼方》也"有关，而明代"试医士不过论一篇、歌诀一首"，清代"是科不试矣"，导致官学出身的名医极少。而民间医生仍主要采用师徒授受的教育形式，医学与药学、理论与实践兼顾，培养出许多医药名家。但随着药学的分科，药物流通产业的发展，医家需自行采药炮制的机会越来越少，对中药的栽培、采集、鉴定、炮制等方面知识的学习意识逐渐淡化，医学家在药学研究上更偏向于对药物作用机理的阐释，而缺乏对系统药学知识的掌握，这也是当下中医药教育需要注意的问题。

（2）与其他学科的融合

1）道医兼修

两晋南北朝时期，在"假求于外物以自坚固""以金养身"的道教思想指导下，服石之风大盛，炼丹术得到了空前的发展。虽然这种蒙昧的认识最终被世人摒弃，但在炼丹的过程中，通过化学实验对自然科学的探索，开创了化学药物制备的先河，促进了化学、药物学乃至冶金学的发展，推动了古代自然科学的进步。在"养神全生"的思想指导下，道家常兼修医药学知识，正如葛洪所言"为道者，莫不兼修医术"。葛洪根据化学组成和炼制方法的不同，将丹药分为氧化汞类、氯化汞类、硫化汞类及其他杂类四类，其中红升丹、白降丹等至今仍广泛应用在中医外科疾病的治疗中。其他诸如道医兼修的陶弘景编撰的《本草经集注》集前代中药学之大成，首创自然分类法；道儒佛兼修的"药王"孙思邈编撰的《备急千金要方》集唐以前医方学之大成；蔺道人编撰的《理伤续断方》促进了我国骨伤科学的发展，这些成果均是古代药学史上的重大成就。

2）儒医兼修

北宋范仲淹提出的"不为良相，便为良医"对文人影响较大，宋代以知医为风尚，医生的社会地位较高。沈括、苏轼作为读书人的典范，虽不以医为业，但却深研医药知识，可谓医药、科学文化界的一大盛事。沈括对制药和民间验方收集很感兴趣，他论述的一种尿甾体性激素"秋石"的制备法，是世界制药化学史的辉煌业绩。沈括十分强调药方的实效性，指出"世之为方者，称其治效，尝喜过实，《千金》《肘后》之类，犹多溢言，使人不复敢信"。同一时期的文学家苏轼也酷爱医学，于各地为官时，留心收集当地医疗经验，后人将苏沈二人收集的验方集成《苏沈良方》，《四库全书提要》评价该书"非他方所能及矣"。北宋诸帝和仕人对医药知识的推崇使儒学弟子涌入医药界，大量的儒医、名师名医辈出。两宋时期，州县设置医学教育，在医学专科内容外，要求学生"兼治五经内一经"。"五经"即儒家五经的《诗》《书》《礼》《易》《春秋》，并纳入考试，如政和五年（1115年）的《诸州县学及提举学事司试法》记载考试内容为"《素问》义一道，《难经》义一道，运气义一道，假令病法一道，儒经义一道（谓五经内治一经）"。正如《四库全书总目·子部·医家类》所说"儒之门户分于宋"，这种先学儒后学医及儒医双修的培养模式，极大地促进了医药学理论的发展和医药经验的积累。元代在前代基础上对儒医兼修有更严格的要求，医药教育规定，学生必须精通《四书》，并阐述了儒医兼修的必要性，"今欲后之学医，亦须精通《四书》，不精通者，禁治不得行医。夫《四书》实为学之本，进德之门，凡文武医卜，俱当习而知之，何医者而已。且为医之，必须通晓天地运气、本草药性"，并在考核选拔上都对精通《四书》进行了严格要求，这对医德修养和医理领悟有极大的提升作用。

中国传统文化和古代科学技术是中医药萌生、发展的土壤，除了道医、儒医外，还有诸多学科的学者投入到中医药知识的整理研究中，在中医药史上树立了一座座丰碑。如《新修本草》《本草品汇精要》等都是在医药学家、科学家和艺术家等多方面人才的合作下共同完成的，这种图文并茂的形式，对中药学的学术传承具有重要意义。可见，只有学科间融合才能碰撞出更多智慧的火花，使医药知识得到更好的总结和升华。

第二节 近代中医药教育

一、近代中医药发展概况

从 1840 年鸦片战争爆发到 1949 年中华人民共和国成立，属于中国近代史。历经清朝晚期、中华民国临时政府时期、北洋军阀时期和国民政府时期，这是一段动荡的历史时期，也是一部中华民族抵抗侵略，打倒封建主义、帝国主义，探索救国之路，实现民族解放的斗争史。

鸦片战争的失败，加速了中国半殖民地半封建进程，也加速了中国人对西方科学技术知识的态度转变。从"师夷长技以制夷"，到维新改良运动、新文化运动，西学东渐的影响越来越大，这种影响在中医药学领域尤为突出。尤其进入民国以后，伴随着西方文化的传播，西医学校、西医医院也在国内迅速发展，中西医学之间的冲突碰撞更加激烈。中医药学经受了各种排挤和打压，如北洋政府的"教育系统漏列中医药案"、国民党政府的"废止中医药案"等，严重制约了中医药的发展。虽然如此，中医药学仍以其顽强的生命力继续前行，取得了不少成果，并涌现出了诸多中医药大家。

（一）中医药著作的整理和研究

近代百年，中医药著作的整理和研究取得了许多成就。在经典研究中，关于《黄帝内经》的校注研究的著作有五十余部，对《难经》的注释研究著作有十余种。本草学方面，较为有代表性的著作有顾观光著的《神农本草经》重辑本四卷、刘文泰等著的《本草品汇精要》等。

晚清时期著名医家顾观光在 1844 年完成《神农本草经》重辑本四卷。该书收录 365 种常用中草药，分上、中、下三品，在药物性味功效方面用力较深，同时涉及药名、品类、文字考据等方面，用药原则明确，注重实用价值。

1937 年《本草品汇精要》刊行。该书由刘文泰领衔，系明代官修本草，撰者为刘文泰等人，撰成于明弘治十八年（1505 年），至清代（1700 年）才发现。共载药 1815 种，其中新增药 48 种。诸药分为十部（玉石、草、木、人、兽、禽、虫鱼、果、米谷、菜），将药物内容归于 24 项，涉及药物形态、产地、采收季节、鉴别、性味功治、配伍、炮制、禁忌等。该书是明代唯一的官修大型综合性本草著作。

中医药辞书的产生和发展也是近代中医药学发展史上的一项重要成就，影响最大的当属《中国药学大辞典》。该书由中国医药研究社编纂，全书约二百万字，收录词目四千三百余条，博古纳新，得到医药界的广泛认可，至今仍有一定参考价值，也为中华人民共和国成立后现代中药工具书的整理和编撰提供了较好的版本。

其他较为有名的还有谢观主编的《中国医学大辞典》、上海卫生报馆编的《中药大词典》、吴克潜编的《药性字典》、张公让撰的《中西药典》等，均有一定的社会影响。

（二）近代中药学科的兴起

随着西方药学知识以及化学、生物学、物理学等近代科学技术在中国的迅速传播和发展，初步建立了以中药为主要研究对象的药用动物学、药用植物学、生药学、中药鉴定学、中药药理学等新的学科。其成果集中在生药、药理、化学分析、有效成分提取及临床验证等方面，具有鲜明的时代特色。

此外，中医药学在方剂学、临证各科等方面，亦取得了一定程度的发展。

（三）中医药教育大家

在近代中医药学史上还涌现出了一批杰出的中医药大家，在中国近代史上熠熠生辉，如张锡纯、赵燏黄等。

张锡纯（1860—1933），字寿甫，河北盐山县人。两次应试不第，悉心钻研医学经典，勤奋攻读十余年。30岁后又学习西医知识，主张中西汇通，衷中参西。先后办立达医院，设立中西汇通社，开办国医函授学校，集一生治学心得而成《医学衷中参西录》，为我国近代医药史上著名的中西汇通派代表人物。在中西理论汇通方面，采取互相印证的方法，开我国中西药合用之先河。其中西药同用的思想和方法，给后世以启迪。

赵燏黄（1883—1960），又名一黄，字午乔，号药农，江苏省武进县（现武进区）人。为我国近代杰出的生药学家，一生著作甚多。如《中国新本草图志》第一卷（第一册、第二册）、《本草药品实地之观察》（华北部）、《祁州药志》《蒙古本草之原植物》《鉴别几种重要国药关于其植物品种上之新命名》《国药之研究本草实物摄影图说》《地黄类生药学之研究》及《国药人参三七药学之研究》等。对本草学的发展做出了重大贡献。

此外，这段时期，由于旧政权对中医药的偏见，全国无一所公立的中医药学校，各项中医药事业发展受到了限制。但是热爱中医药事业的有识之士通过创办中医药院校、中医药学术团体、中医药杂志等方式，为近代中医药教育的发展做出了重要贡献。

二、近代中医药教育的形式与特点

近代以前，中医药学一直是中国社会的主流医学，中医药教育的主要模式是师承教育。鸦片战争后，中国门户被逐渐打开，西方医学涌入，西方人士纷纷在我国重要通商口岸城市建医院、办医校，西医发展蒸蒸日上。西医日益繁荣的发展趋势和中医药的日渐衰落形成了强烈的对比，极大地刺激和震撼着中医药学界。中医药学界的有识之士清醒地认识到，中医药学的发展，必须依靠中医药教育，只有积极培育中医药学子，不断发展与壮大自己的队伍，才能保证中医药的薪火不断。这促进了近代中医药院校教育模式的产生。从此师徒授受和世袭家传方式与中医药院校教育模式并存，成为我国近代医学教育的一大特点。

（一）师承教育特点

在近代，传统的"师带徒"师承教育依然是中医药人才培养的主要方式，而且形成了一些著名的医学世家和学术流派，直至现在都有深远的影响。如孟河医派、上海蔡氏妇科、浙江"乌镇派"、竹林寺女科等。而近代的中医师带徒，并不完全同于古代，具有鲜明的时代特点。

1. 儒医数目增大

社会动荡，迫使许多文人渗透到医学之中由儒习医，这不仅扩展了医生的队伍，同时也促进了中医药行业医学道德的提高。儒医们秉承大医精诚的理念，不是把行医作为谋求前途和利益的手段，而是把悬壶济世作为尽忠尽孝、达人济世的手段，从病人疾苦出发，设身处地地为他人着想。由此，推动了儒家思想对中医药学的浸润。

2. 突破门户限制，博采众家之长

学生的来源打破了血脉亲属关系，而变得更加广泛，这使得名医大家的学术思想和临证经验，既可以由自己的至亲子女或亲属继承，也可以通过自己的门徒传播并广泛流传于社会。中医药师承教育的封闭性逐渐衰减，而变得更加开放与包容。

3. 带徒形式不拘一格，形式多样

近代医家黄岩，字耐庵，嘉应人，自行编写教材作为私塾式讲学。又如近代名医何廉臣以医案作为教材。其毕生精研岐黄，阐扬医理，汇通中西，理精业勤，学验俱丰，著作宏富，一生最主要的贡献集中体现在绍派伤寒和伏气温病两大方面，为清末年间著名的医学家。其《全国名医验案类编》例言曰："所选各案，皆可为后学法程。"而更多的医家是不采用教材而进行手把手地传授。总之，这一时期的带徒形式不拘一格，形式多样。

4. 受西洋医学影响明显

中西汇通派医家陈定泰、其孙子陈珍阁即为典范。陈定泰是中西汇通医家代表性人物之一。其学术渊源可追溯到王清任，王氏因著有《医林改错》，纠正解剖谬误，在中医药界影响极大，此书由王昭孚传于陈定泰，陈定泰访洋医，得见洋医解剖图本，明晰筋骨、脏腑等结构特点，受此启示，完成《医谈传真》一书，新绘脏腑洋图十六款。其孙子陈珍阁，继承了家传中医药之后，远涉南洋新加坡英国皇家大医院学习三年，修成《医纲总枢》一帙。该书把西医的生理、病理与临床医学知识做了更加系统的介绍，并与中医药的治疗相结合。这是西洋医学影响近代中医药师承教育发展的一个缩影。

第三节　当代中医药教育

一、当代中医药发展概况

中华人民共和国成立以来，中国共产党和人民政府高度重视中医药事业的继承和发扬，并制定了一系列相应的政策和措施，使中医药事业逐步走上了健康发展的轨道。尤其是近年来，以习近平同志为核心的党中央更加重视中医药事业的发展。习近平总书记在全国卫生与健康大会上指出"要着力推动中医药振兴发展，坚持中西医并重，推动中医药和西医药相互补充、协调发展，努力实现中医药健康养生文化的创造性转化、创新性发展"，李克强总理、刘延东副总理等中央领导也多次就中医药改革与发展做出重要指示。国务院先后出台了《中医药健康服务发展规划（2015—2020年）》《中医药发展战略规划纲要（2016—2030年）》等一系列规划，建立了国务院中医药工作部际联席会议制度。全国人大常委会于2016年12月通过了《中华人民共和国中医药法》，体现了党和国家对中医药事业发展的关怀与重视，也表明了中医药在推进经济社会发展、服务健康中国建设中的地位和作用不断提升，中医药事业发展已上升为国家战略。中药学科在各方面也取得了前所未有的成就，尤其在本草学研究、中药资源普查和开发利用及中药现代研究等方面较为突出。

（一）古代本草著作的重新整理

中国古代本草著作卷帙浩繁，及至现代，亡佚者不少，流传至今的亦因刊行条件有限，发行量较少，未能发挥其应有的作用。从1954年起，全国各地根据卫生部的安排和建议，积极进行对历代中医药书籍的整理刊行。几十年来，经重印、校注和重排刊行或对亡佚本草的辑复著作有《神农本草经》《新修本草》（残卷）、《证类本草》、《本草行义》、《汤液本草》、《救荒本草》、《本草品汇精要》、《本草纲目》等数十种。对于本草学研究及古代中医药著作的保存，皆具有重大意义。

（二）新的中药著作的大量刊行

随着当代中药事业的发展，新的中药著作大量涌现，数量繁多且种类齐全，从各个角度将本草学提高到崭新的水平。其中最能反映当代本草学术成就的，有历版《中华人民共和国药典》（以下简称《中国药典》）、《中华本草》等。

《中国药典》是国家药品标准的重要组成部分，其颁布实施对保障药品质量、维护公众健康、促进医药产业发展产生了积极而深远的影响。《中华人民共和国药典·一部》

作为中药生产、供应、检验和使用的依据，以法典的形式确定了中药在当代医药卫生事业中的地位，也为中药材及药制剂质量的提高、标准的确定起到了巨大的促进作用。2020 年版《中国药典》，自 2020 年 12 月 30 日起实施。新版《中国药典》共收载品种5911 种，新增品种 319 种，修订 3177 种，不再收载 10 种，品种调整合并 4 种。这在一定程度上反映了当代中药学科的发展水平。

《中华本草》由国家中医药管理局主持，由南京中医药大学总编审，全国六十多所高等医药院校和科研院所五百多名专家协作编纂，历时 10 年完成，1999 年由上海科学技术出版社陆续出版。全书 34 卷，其中前 30 卷（10 个分册）为中药品种，载药 8980种；后 5 卷为民族药（藏药、蒙药、维药、傣药、苗药各一卷），共载药 2023 种。该书全面总结了中华民族两千年来的药学成就，涵盖了当今中药学的几乎全部内容。该书是一部集中我国中医药界集体智慧、多学科协作完成的综合性中药学巨著，也是我国迄今为止篇幅最大、收载药物品种最多、检索功能最全的划时代药物学巨著，还是一部代表国家水平的传世之作，被誉为"新的《本草纲目》"。

（三）中药资源普查和开发利用

中药资源是中医药产业发展的重要物质基础，国家高度重视中药资源的保护和可持续利用工作。20 世纪 60 ～ 80 年代，国家分别开展了三次全国范围的中药资源普查。近几十年来，随着中医药相关产业的蓬勃发展，世界各地对中医医疗保健服务需求的不断增加，对中药资源的需求也在逐渐增加，中药资源状况发生了较大程度的变化。2011 年以来，国家中医药管理局组织开展了第四次全国中药资源普查，对全国 31 个省近 2800个县开展了中药资源调查，至 2020 年 1 月，共获取了二百多万条调查记录，汇总了一万三千多种中药品种和分布等信息。发现新物种 79 种，其中 60% 以上的物种具有潜在的药用价值。该工作集中全国力量，共组建了五万余人的中药资源调查队伍；构建了中药资源动态监测体系，实时掌握中药材的产量、流通量、价格和质量等信息；建设了数十个中药材种子种苗繁育基地和中药材资源库，逐渐形成了中药资源保护和可持续利用的长效机制。

（四）中药现代研究

随着现代自然科学和医药技术的迅速发展，中药的现代研究在深度和广度上都取得了瞩目成就，临床中药学、中药炮制学、中药药理学、中药鉴定学、中药化学、中药药剂学等分支学科都取得了很大发展。尤其是中国本土科学家屠呦呦研究员采用现代科学方法从中药青蒿中分离出青蒿素应用于疟疾的治疗，并荣获 2015 年度诺贝尔生理学或医学奖，这是中国医学界迄今为止获得的最高奖项，在海内外引起巨大反响。中医药在生命科学领域的新突破使得其受到大众的更多关注和更高期待。

二、当代中医药高等教育的成就

中华人民共和国成立以来，中医药高等教育从无到有、从弱到强，虽历经曲折，但是党和国家坚持社会主义办学方向，紧扣人民群众对中医药健康服务需求，遵循中医药人才成长规律，采取了多种强有力的措施促进中医药教育事业的发展，经过一代代中医药人的不懈努力，中医药高等教育实现了跨越式发展，在诸多方面均取得了令人瞩目的成就，为中医药事业发展发挥了重要作用。

（一）构建了当代中医药高等教育体系

自1956年国务院批准设立北京、上海、广州、成都四所中医学院以来，中医药高等教育已经走过了六十多年历程，教育规模不断扩大，学科专业结构不断优化，教育改革不断深化，教育质量不断提升。目前全国有高等中医药院校四十余所，设置中医药专业的高等院校两百余所，硕士授予权单位四十余个，博士授予权单位近二十个，基本形成了以院校教育为主体，多层次、多类型协调发展的办学格局。院校教育已成为中医药高等教育的主体。

在中药教育方面，全国有近百所本科院校开设有中药学专业。三十余所本科院校设有中药资源与开发专业，近二十所本科院校设有中药制药、中草药栽培与鉴定专业。同时，中药学研究生教育（包括中药学硕士研究生和博士研究生教育）也得到了蓬勃发展。迄今，全国已有二十余所高校拥有中药学硕士、博士授予权。此外，还建立了较为完善的民族医药高等教育体系，如独立设置了藏、蒙、维、傣、壮、哈、回等民族医药专业，为培养民族医药人才、传承民族医药文化、增进民族团结做出了卓越贡献。

（二）培养了大批中医药专门人才

截至2016年，中医药类专业在校生人数已达到七十余万人，为中医药医疗、保健、科研、教育、产业、文化及对外交流与合作等各领域提供了高质量的专门人才。中医药类毕业生积极投身于医疗卫生的各个岗位，他们爱岗敬业、无私奉献，不断彰显和弘扬着大医精诚的医德医风和仁心仁术的职业风范，同时深入开展中医药科学研究，为构建我国独具特色的医药卫生体系和推动中医药事业发展做出了重要贡献。

（三）教学资源与实践平台建设持续推进

近年来，中医药高等教育相关成果丰富，获得国家级教学成果一等奖、二等奖多项，并有数十部中医药学相关教材入围国家级规划教材，多所中医药院校的中医药学相关实验中心获批国家级实验教学示范中心，其中，南京、成都等地中医药院校的相关实验中心成功获批国家级虚拟仿真实验教学中心。

（四）强化了中医药院校功能

中医药院校已经成为中医药社会服务、科学研究、文化传承的重要基地。在社会服务方面，目前，三级以上中医医疗机构中，绝大多数为中医药院校的附属医院或教学医院，其中，直属附属医院六十多个，基本涵盖了我国综合实力强、区域影响力大的中医医疗机构，成为为我国亿万人民健康服务保驾护航的重要力量。在科学研究方面，中医药院校成为中医药科学研究的主力军，承担了四百多个中医临床重点学科点建设。在文化传承方面，全国各省中医药博物馆基本都建立在中医药院校，建设了一批国家级、省级中医药文化宣传教育基地，初步形成了一支中医药文化科普专家队伍。总之，中医药院校在保障群众健康、推进科技创新、传承传统文化、推动区域经济社会发展等方面发挥了重要作用。

（五）产学研一体化

以产—学—研—用相结合的理念为指导，多所中医药院校着力打造药用植物园、中药博物馆、实验动物研究中心及加强附属药厂的育人属性，夯实教学基础条件，努力拓展校外实习基地，面向生产与医疗开展科研工作。通过各种教学实践及科研工作，将理论与实践有机融合，大大提升了学生实践动手能力和分析问题、解决问题的能力。

（六）广泛开展中医药教育对外交流与合作

近年来，国家高度重视中医药对外交流与合作，中医药已传播到全球近两百个国家和地区。中医药院校积极响应"走出去"和"一带一路"倡议，在全球建立了多家中医孔子学院、海外中医中心等对外交流合作机构，开展了诸多富有特色的教育合作项目，并立足中医药学教育事业的基本特性，着力探索国际交流合作的新方式和新途径。如：北京中医药大学中药学院积极与英国、新加坡、奥地利等国家的十余所大学开展校际学术交流并在科学研究方面广泛合作。南京中医药大学药学院通过选派优秀本科生赴海外留学实习、中外合作培养研究生等多种途径，与英国、美国、加拿大、澳大利亚、新加坡、韩国等国家十余所高等院校建立校际学术交流与科研合作关系，扩大中医药学专业本科生和研究生的国际化视野。沈阳药科大学在中药学专业普通四年制的基础上，另设立五年制中药学（日语）专业，培养精通日语并能在中药领域工作的高级复合型人才。中医药院校中来华留学生数量长期处于自然科学类学科留学生数量的首位，为推进中医药国际化进程，传播中华优秀传统文化，提升国家软实力做出了积极贡献。

三、当代中医药高等教育的问题与对策

（一）现代中医药高等教育的问题

经过六十多年的发展，尤其是改革开放以来，我国中医药高等教育事业蓬勃发展，规模不断扩大，办学条件逐步改善，培养了大批优秀的中药专门人才，为促进中医药卫生事业发展和保障人民群众健康做出了应有的贡献。但我们也清醒地认识到，中医药高等教育改革发展过程中仍存在一些问题，主要表现在：

1. 具有中医药特色的中药人才培养尚有待进一步提升

虽然目前中医药高等教育已取得一定成效，但在高等中医药人才培养过程中，人才培养目标与质量要求如何有效地适应新时代中医药领域经济社会发展对人才能力的需求，如何将深厚的中医学理论与传统知识融入中医药院校的中药学专业人才培养过程当中，使其有别于其他领域的同类人才，发挥中医药的学科特色，发扬中医药的传统优势，更好地满足行业发展的实际需要，是目前高等中药人才培养中较为突出的问题。

2. 教学名师及教学团队建设尚需进一步加强

在过去的 20 年中，由于高等院校规模迅速扩大，导致青年教师数量不断增长。青年教师具有较强的发展活力和自身优势，高学历、年轻化已成为高等学校教师队伍发展的趋势。但高学历青年教师的教学能力及培养状况有待提高。优秀的教学团队是专业建设的重要支撑，目前中药领域领军型人才及教学名师的培养尚不足以支撑人才培养的需要。目前中医药院校中中国科学院院士、中国工程院院士人数极少；学科带头人、学术带头人及骨干教师大多处于新老交替期，人才梯队断档严重；中医药院校中传统学科的相关支撑学科人才和复合型人才较为缺乏，从而制约了传统学科的发展。中药学优秀团队较为缺乏，需要多途径、多层次加强中药学各课程教学团队建设，以保证教育质量的稳步提升。

3. 具有中医药特色的实践平台建设尚需进一步推进

虽然目前全国已有十余家中药学类国家级教学实验示范中心和几家虚拟仿真实验中心立项，但无法满足全国范围内中药学高等教育，尤其是本科生培养的需要。中药行业特有的药材资源的开发与保护、中药炮制技艺的传承与创新等问题，是高等中药人才培养过程中必须面对并应该提供有效的实践机会加以解决的问题。因此，如何加强现有国家级中药学类教学示范中心的示范能力，整体提升中医药高等教育所需中医药特色的实践平台，是中医药高等教育发展必须思考的问题之一。

4. 中医药特色的教学资源建设尚有待完善

近年来，虽然大部分高校的教学资源获得了明显的提升，但具备中医药特色的资源平台建设尚显薄弱，不能够有效适应"互联网＋"时代发展要求，无法充分满足新时代学生对教学资源多样性与自我学习的需要，尚不能充分满足中医药"一带一路"走出去

倡议的需求，无法满足中医药教育在世界范围内广泛推广的需要。

（二）中医药高等教育改革的对策

1. 打造一支医药融通兼具国际化视野的中医药高等教育师资队伍

一方面可以通过设立人才培育基金，制订人才培育计划，形成利于教师发展和成长的政策环境，着力强化教师现代知识体系的构建。另一方面可以加大派出国内外访问学者力度，优化教师知识体系。同时，也需要实施"引培结合"的师资队伍建设战略，引进具有国际视野的海内外高层次中药领军型人才。此外，需要着力加强与中医学等相关学科的交流，将中药学专业知识与中医学知识有机融合，夯实教师的中医药基础，从而打造出一支兼具中医药传统知识与现代科学技术和国际化视野的中医药高等教育师资队伍。

2. 加强国内外合作，创新开放式人才培养机制

应进一步创新国内外合作机制，倡导共享开放式人才培养，加大国内外学生交流力度，促进人才的多元文化熏陶。加强与国际知名大学合作，构建学生中西药融通的多学科交叉知识体系，培养具有国际视野的高等中医药专业人才。

3. 加强现有国家级中医药学类教学示范中心的示范能力

强化交流学习，提升现有国家级中医药学类教学示范中心的示范辐射能力，整体提升中医药高等教育所需中医药特色的实践平台建设水平，推进具有中医药特色的实验实训场所与虚拟仿真实验平台的建设。

4. 夯实适应信息化社会的教学资源建设

适应新时代"互联网＋中医药事业发展需求"现实，加强信息化资源建设，充分发挥信息网络技术优势，打造开放共享的数字化教学资源平台，推广与开发符合现代中医药学类大学生学习规律的课程和信息化教学资源。建设基于互联网的研究性图书情报信息平台以及有序高效的教育服务管理平台，形成有利于自主学习、课堂通识教育与专才教育相结合的教学资源。

5. 完善适应新时代教育教学的评价方式与教学质量保障体系

良好的教学评价方式与有序的教学质量保障体系是教学改革目标实现的重要保障。应积极探索适应新时代的中医药教育教学评价方式，利用互联网现代教育技术工具，优化形成性评价方式，建立基于大数据的教学质量保障体系，进一步激发师生的积极性和主动性，保证人才质量培养目标的有效达成。

第二章

"和合"思想与中医药教育

　　和合思想在中国源远流长。中国人自古就推崇"和合",《国语》中的"和实生物"、《书·尧典》中的"协和万邦"、《春秋繁露》中的"举天地之道,而美于和"、儒家孔子的"礼之用,和为贵"(《论语·学而》)与"君子和而不同,小人同而不和"(《论语·子路》)、孟子的"天时、地利、人和"思想,都表明了中国人在处理人与人、人与自然、国家与国家关系时坚持和谐共生的理念与原则。

　　"和合"是中国古代哲学的一个重要范畴,"和合"思想是中华民族文化的精华,早在春秋时期就初见端倪。和合思想是中国传统文化中被普遍认同和接受的一种思想,它贯穿中国文化发展的全过程,积淀于各个时代的各家各派思想之中,是具有中国特色的文化概念。

　　"和合"是我国哲学史中重要的基本概念,经今人张立文整理后,形成具有中国特色的哲学理论形态——"和合学"构想。"和合"一语,在中医药学典籍中屡见不鲜,亦是《黄帝内经》《神农本草经》《伤寒杂病论》等中医药经典著作中的思想核心。

　　"和合"是中国古代哲学的一个重要范畴,旨在阐发人与自然、人与社会、人与人之间和谐默契、相异相成的本质关系。中医学是自然科学与社会科学的统一体,又是与古代哲学交互渗透的产物,所以和合观念必然深深地植根于中医学术之中,成为影响中医理法方药立论与实践的重要思想。

第一节　中国传统文化的"和合"思想

一、"和"与"合"的字义疏解

　　"和""合"二字起源很早,甲骨文、金文中已屡见不鲜,其义屡迁,其中"和"字在春秋时期逐步演变为与"同"相对的重要哲学范畴。在这一时期"和""合"二字开始并举或连用,自汉以来成为常用语。随着语境和构成成分意义的不同,"和合"一语也具有不同的含义。

(一)"和"字义疏解

　　《国语·周语下》言:"声应相保曰和。"许慎《说文解字》言:"和,相应也,从口,禾声。"在甲骨文、金文中,"和"字亦是从口禾声的形声字,其形体意义不明。可见"和"与"声应""相应"相关。根据"和"字的意符,所谓的"声",当指人的语音或动物的叫声。如《战国策·燕策三》言"高渐离击筑,荆轲和而歌",是指人的语言;《左传·庄公二十二年》言"凤皇于飞,和鸣锵锵",是指动物的叫声。由此可见,"和"最早就是指人或动物互相跟着发声。时移世易,"和"渐指声音的互相呼应。如《庄子·齐物论》言"前者唱于，而随者唱喁，泠风则小和，飘风则大和"，指自然界声音的相应。《周礼·地官·鼓人》言"以金和鼓"，指乐音的呼应。

声音互相呼应，此起彼伏，配合得适当、匀称，就产生了和谐的效果。故"和"字由指声音的相应引申逐步向声音的和谐或使声音和谐转变。《国语·周语下》言"声应相保曰和"，"相保""安"有配合妥帖得当之意，指声音的和谐。如《书·舜典》言"声依永，律和声"，《诗·宾之初筵》言"舞笙鼓，乐既和奏"，"和"形容声音之和谐。

声音可以彼此配合妥帖得当而达到和谐，天地万物也莫不可彼此配合得当而达到和谐。因此"和"又由特指声音的和谐进一步引申为泛指一般事物的和谐。逐步"和谐"成为"和"的中心义，随后又辐射出种种引申义，广泛运用于人、事、物、自然、社会等各个领域。

指人：人与人相处融洽、团结，彼此协调，化解矛盾，像音乐一样和谐，叫作"和"。反之，互相抵牾、争斗，就是不和。《孟子·公孙丑下》言："天时不如地利，地利不如人和。"《管子·形势》言："上下不和，令乃不行。"所谓"和"，指人的团结、和睦或使团结和睦。《周礼·地官·鼓人》言："以节声乐，以和军旅。"此处"和"指人行为的协调一致或使协调一致。《周礼·地官·调人》所言"和难"之"和"，指使人化解矛盾而归于和好。对人自身而言，自成一系，从内到外，都有一个诸要素配合得当与否的问题，即"和"与"不和"的问题，大约可分为四类：身和、心和、德和、气和。如《乐记》言："耳目聪明，血气和平。"此言"身和"。《管子·内业》言："彼心之情，利安以宁。勿烦勿乱，和乃自成。"此言"心和"。《论语·子路》言："君子和而不同，小人同而不和。"《庄子·缮性》言："夫德，和也……德无不容，仁也。"此言"德和"。《管子·内业》言："和于形容，见于肤色。"《战国策·赵策四》言："夫望人而笑，是和也。"此言"气和"，指外在的言谈举止温和可亲。

指事：凡处置得宜，百事妥帖，无所不谐，叫作"和"。有如音乐中高低得宜，轻重得当，强弱得所。如《周官》云："庶政惟和。"《周礼·地官·土均》言："以和邦国、都鄙之政令、刑禁。"

指物："和"字或指味道，或指气味，或指舟，或指弓，或指马等事物的某种"和谐"状态。如《战国策·赵策二》言："察五味之和。"《墨子·节用中》言："不极五味之调，芬香之和。"

"和"字还从"声相应"的本义引申出"混合"或"使混合"之意。如《书·说命下》言："若作和羹，尔惟盐梅。"《公羊传·庄公三十二年》言："季子和药而饮之。"

"和"字引申义众多，但主要由本义向"和谐""混合"两个方向发展，构成了"和"字的整个词义引申系统，其中又以"和谐"为主导引申义。

(二)"合"字义疏解

在甲骨文、金文中，"合"是一个会意字，下半部分像器物之形，"合"字像器盖相合之形，其本义为"器物盖上盖子"。许慎《说文解字》："合，合口也，从口。"由"器盖相合"的本义，引申为凡物之闭或合拢。如唐代白居易《寄行简》诗云："春来梦何处，合眼到东川。"凡物之闭或合拢，就是原来分离的部分聚集在一起，合就是聚，聚就是合，因此由"闭"或"合拢"又引申为"聚集"或"使聚集"。这种意义出现以后，成为"合"的中心义。绝大多数"合"字，都围绕着这一中心展开，可指人、指物、指天地自然、指抽象事物等聚集状态。同时也进一步引申，凡事合则成，离则败，故将事情办成，也叫作"合"。《国语·鲁语下》言："今诗以合室，歌以咏之，度于法矣。"韦昭注言："合，成也。"凡物合则完，分则残，故完全的、整个的事物也称作"合"。如《管子·侈靡》言："一亲往，一亲来，所以合亲也。"

物以类聚，凡合者必有所同，无所同者必不能合。因此，由"聚合"又引申为"相同"。其又分为两种。一种是并列而无主次之分的事物之间言"合"，是"相同""一致"的意思，如《易·乾·九四》言："大人者，与天地合其德，与日月合其明，与四时合其序，与鬼神合其吉凶。"另一种是有主次之分，一事物同于另一事物称"合"，是"符合""适合"的意思。如《孙子·九地》言："合于利而动，不合于利而止。"

综上，合字之本义为"器盖相合"，后引申为"物之闭或合拢""聚集"或"使聚集""相同"，无主次之分的"一致"，有主次之分的"符合""适合"。

二、"和合"溯源

"和合"思想是中国传统文化中最富生命力的文化内核和因子。《国语》是先秦时期的重要典籍，同时也是最早出现"和合"一词的传世文献，更重要的是《国语》蕴含着和合思想的多维度意义。"和合"一词出现在《国语·郑语》中，即"商契能和合五教"，这是迄今为止所知的有关"和合"的最早出处。由此，奠定了《国语》在和合思想发展史上的重要地位。

春秋时期"和""合"二字开始并举或连用，在此基础上，"和合"一语逐渐形成。《管子·幼官》："畜之以道则民和，养之以德则民合。和合故能习。"《文子》："若天若地，何不覆载，合而和之者君也。"以上两例明显"合""和"二字之间关系松散，不能称为一个整体。随着语言的发展，"和""合"二字逐渐成为密不可分的整体，"和合"一语也就产生了。在先秦文献中，"和合"还不多见，仅出现数例。从汉代起，"和合"成为常用语，广泛见于史、子、集及注疏中。从语法方面看，"和合"一语主要是动词性的，可以及物，也可以不及物；也有少数是名词性的或形容词性的。其构成方式为并列结构，"和"与"合"可以互换位置而意义不变。在中医药领域，也有以"合和"称之，如《神农本草经·序例》："药有君臣佐使，以相宣摄合和者""药有……有单行者，有相须者，有相使者，有相畏者，有相恶者，有相反者，有相杀者。凡此七情和合视之"。

"和""合"上古同属匣母，分属歌部、缉部，韵部相差很远；且"和"的本义为声相应，"合"的本义为闭拢，二字音异义不同。但将二字词义引申系统相比较，可以发现它们有相近、相通或交叉之处。古人对二字有时不加区别，简单地等同起来。古训中，有许多二字互训或同训，如《吕氏春秋·有始》"夫物合而成"，高诱注云："合，和也。"《礼记·郊特牲》"阴阳和而万物得"，孔疏云："和，犹合也。"二字互训，或是发挥，或是引申，不能视为对原文的准确解释。尽管二字有时区别不大，但从来源上讲，二者仍然有细微差别。如上引《吕氏春秋》《礼记》二例，和者必合，合即有和，是相通的一面；但"合"是交，"和"是融，侧重点仍有不同。

"和""合"组合成"和合"一语后，其意义主要有下列两种情况：一是两个成分意义的总和，一是以一个成分的意义为主。前者"和合"内部密不可分，"和"中有"合"，"合"中有"和"，缺一不可。"和合"不是二者的简单相加，而是二者的水乳交融，有机结合。后者"和合"整体意义偏向一方，即"和"或"合"的双音化或"偏义复词"。

"和合"一语广泛运用于人、事、物、天地阴阳等各个方面，随着指称对象和构成成分意义的不同，其意义也有不同。用于人，"和合"的基本意义是指人与人之间的和睦团结或使人和睦团结，如《礼记·乐记》言："所以合和父子君臣，附亲万民也。"当"和合"用于指天下、国家、人民的团结和睦时，则含有"统一"之意，如《尚书大传·洛诰》言："一统天下，合和四海。""和合"有时指男女之间的结合，如《易林》言："使媒求妇，和合二姓。""和合"指个人时有随和的意思，如《礼记·中庸》"故君子和而不流"，孔疏云："不为南北之强，故性行和合而不流移。"

用于事，"和合"基本意义是"协调配合"。如《国语·郑语》言："商契能和合五教，以保于百姓者也。"韦昭注云："五教，父义、母慈、兄友、弟恭、子孝。"其"和"指协调得当，"合"指综合利用。

用于物有混合、调和之意，如《墨子·非攻中》言："今有医于此，和合其祝药之于天下之有病者而药之。"

用于天地阴阳，如《淮南子·天文训》言："阴阳和合而万物生。""和合"有"交融"之意。"和合"加上其他词语，可以构成各种专有名词，如佛教方面，有所谓"和合僧"，又称"和合众"，指比丘三人以上集同处，持同戒，行同道者。

三、"和合"思想基本内容

"和合"概念、思想的形成，经历了一个漫长的过程。直至 20 世纪 90 年代张立文教授提出"和合学"并出版《和合学概论——21 世纪文化战略的构想》一书，主要从哲学史角度对和合思想进行了系统梳理，并着重在传统经验智慧与现代社会发展困境的两相比照下，从传统文化中萃取助益当下困境的解决方案。

张立文释义"和合"为自然、社会、人际、心灵中诸多形相和无形相的相互冲突、融合，与在冲突、融合的动态变易过程中诸多形相和无形相和合为新结构方式、新事物、新生命的总和。将传统和合的逻辑缺陷概括为"无中介的直接和合、无转换的取舍和合、差分不足的简单和合、无冲突的重一和合、多奇点的神秘和合",并创建新的"和合学的整体结构",提出和合学是巨系统文化结构,它展现为"三届六层"的和合空间结构和"八维四偶"的和合时间结构,即"地:和合生存世界;人:和合意义世界;天:和合可能世界""形上和合:和合自然科学;道德和合:和合伦理学;人文和合:和合人类学;工具和合:和合技术科学;形下和合:和合经济学;艺术和合:和合美学;社会和合:和合管理学;目标和合:和合决策学",并将传统和合类型总结为"一元和合、二元和合、三元和合、多元和合"。

宋清员梳理和合源流总结"和合"思想的内涵指出:"和"指向两者及多者之间的协调互动过程;"合"为"合一"之意,与"同"相异,但不排斥"离"的功用。"和合"既指一类思维模式,亦指一种行为过程和行为方式,还指向意欲达成的圆满结果以及达致的理想境界。分而述之,就"和""合"二字所指称的侧重点言之:"和"偏动词意,有相济、相和的意思,更多地指向多元异质性因素交互影响的动态调节过程;"合"则偏名词意,有契合、合一的意思,主要指的是达成一个结果、一种状态,达到一种圆满的境地,得合天道达致"混一"。简言之,"和合"指的是通过"和"的过程达成"合"的结果。就"和合"所指基本问题言之,"一"与"多"的关系问题是其核心,且与"和而不同"的旨趣相通。

王小平对中医学和合思想进行了系统研究,将和合定义为不同或对立的要素、成分,通过相互作用,而达到整体协调,是对事物正常关系的概括。他将和合思想内涵从整体性、协调性、差分性、自发性、动态性、创生性等六方面进行了凝练。

(一) 整体性

和合思想极为强调整体性,认为任何正常事物是事物内部各要素相互作用、相互融合的统一体。事物的整体功能虽与各要素的功能密切相关,但并非它们的简单相加,而是各要素按一定的结构方式和合而成,整体具有不同于要素之和的功效及作用。和合的意义是整体性的,没有和合,事物的功用只是一种"潜能",只有和合,事物的"潜能"才能"激发"出来,在整体的背景下显现出其本身的性能及作用。

(二) 协调性

协调,是事物处于相对稳态的内在机制,是异质要素达到统一的决定条件,是事物各种内、外相关方面的最佳联系方式。在协调的状态下,事物才能保持结构完整、功能优化;异质要素才能合而交融、孕育生命。和合,展现的正是这样一种美好的、生机勃勃的境界。

(三) 差分性

差分,指要素的差异与分殊。和合是差分要素的融合与协调。有差分,才有冲突;有冲突,才有和合。差分是和合的基础与前提。

（四）自发性

古代前哲皆视和合为自然界的固有规律。《春秋繁露·循天之道》言："天地之道，虽有不和者，必归之于和。"《老子》言"道法自然""道常无为而无不为"。和合作为道的归宿，当然也遵循着道"自然而然"的秉性，呈现出"自我发动、自我组织、自我调节、自我解体"的自发性运动。和合的差分性，是自我发动的源泉，是要素间的相互作用，是自发地形成一种有序化的稳定结构。自发行为的发生乃其本性使然，是事物内部各要素相互作用的结果，外力只能影响它，却不能主宰它。和合的自发性，还表现在对要素种类、数量及联系方式的自然选择上。

（五）动态性

和合是一种动态的、连续的和变化的存在方式。和合的动态性表现在：第一，和合是自然界运动变化的重要形式；第二，和合的实现是动态的；第三，和合的维持过程也是动态的。和合体形成之后，具有一定的稳定性，这种稳态的维持是一定范围内的动态调整。

（六）创生性

万物之所以生生不息，日新月异，肇始于和合。《易·系辞下》言："男女构精，万物化生。"《淮南子·天文公》言："道曰规，始于一，一而不生，故分而为阴阳，阴阳合和而万物生。"新生必由和合而成，单一、唯一、同一不能产生新事物，有"分"有"和"方生万物。和合是万物产生的终极原因。

总之，"和合"蕴含的内容是丰富的。宇宙万物虽各具品质、差异分殊，但它们之间不是彼此孤立的，而是相关的。任何事物都是在整体协调中展现其独特性能及存在价值，任何事物的运动变化都自发地遵循或趋向和合这一宇宙间固有的规律。和合是世间万物相对相关、相异相依的最高境界，是事物新生和发展的必由之路。

第二节 中医药的"和合"思想

"和合"一语，在中医药典籍中屡见不鲜。《灵枢·血络论》云："阴阳之气，其新相得而未和合，因而泻之，则阴阳俱脱，表里相离，故脱色而苍苍然。"《神农本草经·序例》："药有君臣佐使，以相宣摄合和宜""药有……有单行者，有相须者，有相使者，有相畏者，有相恶者，有相反者，有相杀者。凡此七情，和合视之"。《伤寒杂病论》虽未出现"和合"或"合和"，但出现了大量的"合"或"和"，其中"和"字大约出现了81次，其所蕴含了丰富的"和合"思想。段祯对同一时期的《武威汉代医简》

中用到的"和"与"合和"进行了穷尽性考察，其中"和"字单用者凡5例，在语境中表现为"以……和"或者"和以……"，"合和"联用者凡15例；并就其内涵进行了考证，考"和""合和"意义均作"调和""搅拌"讲。

《黄帝内经》《神农本草经》《伤寒杂病论》等中医药经典著作，蕴含丰富的"和合"思想，是中医药"和合"思想之源。

一、《黄帝内经》中的"和合"思想

《黄帝内经》简称《内经》，分《灵枢》和《素问》两大部分，各9卷81篇。作者不详，为托名黄帝及臣子岐伯、雷公等论医之书。其系统地阐述了人体的结构、生理、病理，以及对疾病的诊断、治疗、预防和养生等问题，总结了春秋战国及秦汉时期的医疗经验和学术理论，确立了中医学独特的理论体系。

《黄帝内经》是中医学和合思想的源头，它秉承了《周易》、儒道的和合观念，用以阐释生命、疾病和治疗的原理，甚至直接引用"和合"或"合和"的概念解释病机变化，如《灵枢·血络论》云："阴阳之气，其新相得而未和合，因而泻之，则阴阳俱脱，表里相离，故脱色而苍苍然。"究《黄帝内经》全文，虽文理浩繁、观点众多，但其理论核心均未脱离"和合"这一基本思想。

在生理上，《内经》将脏腑视为既分工又协调的统一整体，强调"阴平阳秘，精神乃治"（《素问·生气通天论》），并以五脏分属五行，认为"亢则害，承乃制，制则生化"（《素问·六微旨大论》）；同时提出"人与天地相参"（《素问·咳论》），主张顺应自然才能"内外调和，邪不能害"（《素问·生气通天论》）。因此，《内经》视"和"为生命活动的最佳状态，将常人称为"阴阳和平之人"（《灵枢·通天》）。

《内经》继承了《周易》的象数思维方式，从整体、功能及关系的角度把握人体。为了说明人体各部分彼此相关、协调共济的关系，《内经》根据人体各部分的功能联系，将它们"合"成以五脏为中心的统一整体，如《灵枢·本脏》云："肺合大肠……心合小肠……肝合胆……脾合胃……肾合膀胱……"《灵枢·五色》云："肝合筋，心合脉，肺合皮，脾合肉，肾合骨。"《灵枢·脉度》云："肺气通于鼻，肺和则鼻能知香臭矣；心气通于舌，心和则舌能知五味矣；肝气通于目，肝和则能辨五色矣；脾气通于口，脾和则口能知五谷矣；肾气通于耳，肾和则耳能闻五音矣。"这样，脏、腑、体、窍相合，构成五脏功能系统的基本框架，其中腑、体、窍的功能分别隶属于五脏。在此基础上，《内经》运用阴阳五行学说，阐释这一系统结构的功能活动，认为五脏功能的正常，取决于五脏内部及五脏之间相互关系的和谐。

以阴阳关系而言，脏属阴，腑属阳，因"阴中有阴，阳中有阳"（《素问·金匮真言论》），每一脏分为脏阴、脏阳；五脏之间，由于各自功能的动静、升降等特点不同，其阴阳属性可依对比标准的变化而各不相同，如《素问·金匮真言论》云："阳中之阳，心也……阳中之阴，肺也。"尽管五脏系统存在着多层面的阴阳关系，但每对阴阳都必须保持协调的状态，才能维持五脏功能的正常，因此，《素问·生气通天论》指出："阴平阳秘，精神乃治。"《灵枢·通天》也将常人称为"阴阳和平之人"。

从五行关系来说，肝、心、脾、肺、肾分属于木、火、土、金、水，五脏之间的关系同样遵循着五行生克规律。《素问·阴阳应象大论》论述了五脏的相生关系："肝生筋，筋生心……心生血，血生脾……脾生肉，肉生肺……肺生皮毛，皮毛生肾……肾生骨髓，髓生肝。"《素问·五脏生成》指出了五脏的相克关系："心……其主肾也；肺……其主心也；肝……其主肺也；脾……其主肝也；肾……其主脾也。"如此，五脏生克相济，在保证整体协调的同时，维持各自功能的正常。《内经》认为，就五脏"生"与"克"而言，"克"是维持整体协调的关键环节，因而《素问·六微旨大论》言"亢则害，承乃制，制则生化"。

此外，《内经》还提出"人与天地相参"的命题，强调人与自然的协调关系。《素问·保命全形论》言："天地合气，命之曰人。"人生存于自然，只有顺应自然，才能"内外调和，邪不能害"（《素问·生气通天论》）。因此，《素问·五运行大论》言："从其气则和，违其气则病。"《内经》不仅重视人体各部分的整体联系，更强调它们之间的功能协调。《素问·阴阳别论》言："阴之所生，和本曰和。"阴，五脏；本，阴阳五行；前一"和"字为动词，后一"和"字为名词，全句意为：五脏之所以生化不息，其根本在于阴阳五行的和谐。因此，《内经》常以"和"代表各部分功能的正常状态，如《灵枢·本脏》所云"血和""卫气和""志意和""寒温和"等。可见，"和合"是生命活动的最佳状态。

在病理上，《内经》认为阴阳五行之气的失调是疾病的根本原因，如《素问·五运行大论》言："从其气则和，违其气则病。"

《素问·六微旨大论》言："至而至者和，至而不至，来气不及也；未至而至，来气有余也……应则顺，否则逆，逆则变生，变则病。"是言：六气太过、不及，遂变生六淫而致病。《素问·举痛论》言："喜则气和志达，营卫通利。"反之，怒可发泄，有利于肝气疏泄等，但其太过、不及均可伤人。故《素问·阴阳应象大论》言："喜怒不节……生乃不固。"

疾病是复杂多变的，但无论病变机制如何，都离不开"失和"这一共同基础。《内经》以阴阳、五行关系的失调说明脏腑的病变机制。《素问·阴阳应象大论》指出："阴胜则阳病，阳胜则阴病。阳胜则热，阴胜则寒。"《素问·调经论》亦言："阳虚则外寒，阴虚则内热，阳盛则外热，阴盛则内寒。"后世将其引申为"阴阳失和"的病机总纲。五脏分属五行，任一脏气的太过或不及，都会导致五脏关系的失调而发生疾病，如《素问·五运行大论》所言："气有余，则制己所胜而侮所不胜；其不及，则己所不胜侮而乘之，己所胜轻而侮之；侮反受邪，侮而受邪，寡于畏也。"阴阳、五行关系可以涵盖人体内的各种关系，因此，五脏的阴阳五行关系失和是疾病的根本原因。

在治疗上，《内经》提出了"因而和之，是谓圣度"（《素问·生气通天论》）的基本原则，将调整人体阴阳、五行的太过与不及，恢复机体的协调状态，作为治疗疾病的最终目的。即《素问·至真要大论》所谓:"谨察阴阳所在而调之,以平为期。"《黄帝内经》言"寒者热之,热者寒之""阴盛而阳虚,先解其阳,后泻其阴而和之"。书中诸多类似之论为后世和法的形成提供了理论依据。可以说,"和合"是《黄帝内经》理论体系的核心思想。

对于"调和"的具体方法,《素问·至真要大论》进一步指出"高者抑之,下者举之,有余折之,不足补之,佐以所利,和以所宜""寒者热之,热者寒之……坚者削之,客者除之,劳者温之,结者散之,留者攻之,燥者濡之,急者缓之,散者收之,损者益之,逸者行之,惊者平之,适事为故"。总以补偏救弊,促进和合为要法。正因为《黄帝内经》将"调和"作为愈病的最高法度,故而特别重视正气"自和"机制,强调治病用药"惟顺而已"(《灵枢·师传》),"以其所利而行,调其气,使其平"(《素问·至真要大论》)。为此,《黄帝内经》提出了一系列保护正气的措施,如:"中病即止,无使过之,伤其正也"(《素问·五常政大论》);"无伐天和""寒无犯寒,热无犯热"(《素问·至真要大论》);权衡体质,"耐毒者以厚药,不胜毒者以薄药"(《素问·五常政大论》)。《黄帝内经》的养生原则和方法,同样遵循"和合"思想。从天人关系而言,倡"和于阴阳,调于四时"(《素问·上古天真论》);就调摄情志而言,宜"和喜怒而安居处"(《灵枢·本神》);于饮食调养而言,既要"食饮有节"(《素问·上古天真论》),又要"谨和五味"(《素问·生气通天论》)。此外,运动健身要"形劳而不倦"(《素问·上古天真论》);日常生活宜"起居有常"(《素问·上古天真论》)。可见,《黄帝内经》的养生要求无不以"适中"为标准,以"和"为目的。综上所述,"和合"思想贯穿于《黄帝内经》理论体系的各个方面,构筑了"中医之科学理论基础","和合"正是中医理论的特色及优势所在,深入研究其方法及实践意义,对于充分认识中医精髓,防止中医理论异化有着重要意义。

二、《神农本草经》中的"和合"思想

《神农本草经》是我国现存最早的药学专著,同时也是我国本草学的奠基之作,与《黄帝内经》《素女脉诀》并尊称为"三世医学",与《黄帝内经》《伤寒杂病论》《难经》合称为中医"四大经典"之作。《神农本草经》成书年代不详,众说纷纭,有成书先秦说,有成书两汉说,有成书东汉说,有次第成书说等,但多认为不晚于东汉末年,约公元2世纪。作者亦不详,其托名于炎帝神农所作。

《神农本草经》在唐初已亡佚,但其内容主体保留在历代主流本草中,现在《神农本草经》均为明、清以后的辑佚本。全书分为序录(总论)与药物(各论)两大部分。其中总论部分13条,简要论述了三品分类、四气五味、有毒无毒、君臣佐使的方剂组方原则、七情药物配伍法度、对药物的炮制、采收、产地及剂型选择、辨证用药原则等中药的基本理论和基本知识,其中和合思想渗透于方方面面。

在药物的临床运用方面,提出"凡此七情,合和视之"的配伍原则,即"药有君、

臣、佐、使,以相宣摄合和宜。用一君,二臣,三佐,五使;又可一君,三臣,九佐使也。药有阴阳配合,子母兄弟,根茎花实,草石骨肉;有单行者,有相须者,有相使者,有相畏者,有相恶者,有相反者,有相杀者。凡此七情,合和视之,当用相须、相使者良,勿用相恶、相反者。若有毒宜制,可用相畏、相杀者。不尔,勿合用也。"为临床用药确定了规范,奠定了基础。

(一)天人合一

《神农本草经·序例》前三条言"上药一百二十种为君,主养命以应天,无毒,多服久服不伤人,欲轻身益气不老延年者,本《上经》。中药一百二十种为臣,主养性以应人,无毒,有毒,斟酌其宜,欲遏病补虚羸者,本《中经》。下药一百二十种为君,主治病以应地,多毒,不可久服,欲除寒热邪气、破积聚、愈疾者,本《下经》"。此段经文,呈现多方面"和合"思想。其一,《本经》上中下三品共收录 365 味中药,一年365 天,受"天人相应"思想影响,一天一味;其二,三品分类上药主养命以应天,中药主养性以应人,下药主治病以应地。其上药、中药、下药三品之药与天、地、人相应,其功分主养命、养性、治病,其毒分无毒、有毒、多毒之别;其地位有君、臣、佐、使之异,既有天人相应的和合思想体现,亦有和合治疗观,和合配伍思想的呈现。

(二)配伍和合

配伍是中药临床应用的主要形式,是历代医家在长期医疗实践中逐步认识与形成的。其中《神农本草经》提出的"阴阳配合""药有君臣佐使,以相宣摄合和""药有单行者,有相须者,有相使者,有相畏者,有相恶者,有相反者,有相杀者。凡此七情,合和视之,当用相须相使良者,勿用相恶相反者。若有毒宜制,可用相畏相杀者,不尔,勿合用也"。显而易见,中药配伍思想的核心源于"和合"思想,且《神农本草经·序例》已经提出了中药和合配伍的三个层次,即"阴阳配伍""君臣配伍和合""七情配和合"。

(三)治则和合

《神农本草经·序例》"治寒以热药,治热以寒药。饮食不消,以吐下药。鬼注蛊毒,以毒药。痈肿疮瘤,以疮药。风湿,以风湿药。各随其所宜"是对《素问·至真要大论》"高者抑之,下者举之,有余折之,不足补之,佐以所利,和以所宜""寒者热之,热者寒之……坚者削之,客者除之,劳者温之,结者散之,留者攻之,燥者濡之,急者缓之,散者收之,损者益之,逸者行之,惊者平之,适事为故"中"调和"具体方法在临床用药中的具体应用。

此外,《神农本草经·序例》十三条本身是一个有机整体,从分类、配伍、用量、治则、炮制、采收等多角度构建了中药学理论体系,其本身也是"和合"思想的体现。

三、《伤寒杂病论》中的"和合"思想

《伤寒杂病论》由医圣张仲景所著，后世经整理分为《伤寒论》与《金匮要略》二书。该书是我国第一部理法方药一脉贯通的临床经典著作，传承了儒家、道家等流派的和合思想，对中医临床乃至世界医学发展都有极其深刻的影响。《伤寒杂病论》反映出了深厚的传统文化意蕴，不论是作者张仲景的医德方面，还是中医的理论与实践方面，都有和合思想的体现。

《伤寒杂病论》所表达的核心思想和价值取向强调，医者应该有"以人为本"的仁慈之心，其医理讲究阴阳协调、扶正祛邪的和谐境界。张金虎在《张仲景文化基本内核哲学探析》中总结了《伤寒杂病论》的基本内核，一是"以人为本"的仁爱情怀，二是"平衡和谐"的思想精髓，三是"辨证论治"的思维模式。《伤寒杂病论》把平衡、协调作为治疗的基本原则，强调治疗疾病要讲究阴阳的相互作用，调和阴阳的相互关系，使之保持和合的动态平衡。《伤寒杂病论》中桂枝汤调和阴阳气血，促进人体一身营卫调和，正是体现了和合思想的特征和运用。

王宗柱在《浅谈〈伤寒杂病论〉体现的"中和"文化观》一文中认为《伤寒杂病论》的核心理论在形成中受到了"中和"文化思想的影响，对其有指导作用，且是其核心理念想要达到的目标和必须遵守的原则。在"致中和"的要求下，《伤寒杂病论》系统阐述了人体必须和自然环境保持协调一致的道理；诊断病症旨在观"失和"之所在，明"失和"之因机；针对"失和"病机而确立了以"求和"为主要目的的和法。

整个自然界是一个整体，人体的内部也是一个整体，所以人与自然界也是一个整体。自然环境的变化能直接影响人体的健康状态，使其发生相应的变化。这种"天人相应"的思想在《伤寒杂病论》中得到了很好的体现。武鹏在《试论〈伤寒论〉中的"天人相应"观》中不仅论述了自然界的四季变化、时辰昼夜、七日四时阴阳消长规律，更揭示了人体阴阳变化规律与时间节律的关系。疾病节律性是人类与自然做长期斗争，在适应自然界周期性变化过程中形成的。"天人相应"在中医学中表现为疾病的发生、发展和转归都有一定的节律性，即人的生理病理活动都随着自然界的环境变化而发生变化。张茂云的《张仲景"人体自和"观探析》从《伤寒论》之"自愈"论、诊断依据、治法应用观等方面深入探讨张仲景"人体自和"观。"人体自和"理论属于中医和合思想的一部分，它是指人体患病的原因是体内阴阳不和谐的结果，治病的过程就是找出阴阳不和的病机，治疗的目的就是运用相应手段将人体不和的状态重新转化为和合的状态，进而恢复人体健康的状态。"人体自和"观强调人体内在自主功能的恢复，而不是无限扩大外部的作用。太阳病、阳明病、少阳病、太阴病、少阴病和厥阴病等六种病症分别代表外感热病的不同阶段，即"六经辨证"的具体表现。"六经"各证间的传变转化反映了病位、病性和病势变化的顺序及规律，且每种病症都有独特的证候群。罗桂青在其论文《〈伤寒论〉六经辨证体系与〈周易〉哲学思想的理论渊源》中指出了《伤寒

杂病论》吸收《周易》三阴三阳概念，确立了六经辨证的理论体系，根据《周易》阴阳相息的原则来指导养生防病和疾病的预后凶吉。人体正常的生理状态就是由脏腑经络气血等协同作用维持的，六经病症就是对脏腑经络等生理功能活动失常后所反映出来的病理现象，用六纲法则所做的抽象化的分类、概况和总结。

（一）"元真通畅，人即安和"的身心观

"若五脏元真通畅，人即安和"是《伤寒杂病论》中描述人体身心状态的思想的集中概括，文中多次出现以"和"来表述人体正常的生理状态，如"身形如和""身和，汗自出，为入腑即愈"。要维持稳定的人体内环境而处于和合状态，就必须保持人体五脏六腑动态平衡，营卫气血相互协调，正气充盈的状态。所以，《伤寒杂病论》以元真通畅的和合状态作为人体生命运动的理想状态，同时也是人体健康的标志。

（二）"阴阳失和，疾病乃起"的疾病观

《伤寒杂病论》中用"失和"表示疾病状态，如"此卫气不共营气谐和故尔"（《伤寒论》太阳篇 53 条），"脉不和"（《伤寒论》平脉篇 38 条），"睛不和"（《伤寒论》阳明篇 252 条）。"失和"即人体的阴阳平衡被打破，体现出《伤寒杂病论》对人体和、不和等不同状态已经有了系统性的认识。《黄帝内经》有云："血气不和，百病乃变化而生。"《伤寒杂病论》继承《黄帝内经》的思想，亦常用"不和""失和"等来描述疾病的原因，如"胃气不和"（《伤寒论》太阳病篇 29 条），"表解里未和"（《伤寒论》太阳病篇 52 条）等。

（三）"营卫调和，不偏不倚"的治疗观

《伤寒杂病论》中明确的治疗原则和诊疗目的就是和合。如"此为卫气不和也，先其时发汗则愈，宜桂枝汤"（《伤寒杂病论》第 54 条），"令胃气和则愈"（《伤寒杂病论》第 71 条），"下之则和，宜大陷胸丸"（《伤寒杂病论》第 131 条）等。《伤寒杂病论》继承了《黄帝内经》"谨察阴阳之所在而调之，以平为期"的治疗思想，主张治疗疾病贵在求和，如"病痰饮者，当以温药和之"（《金匮要略·痰饮咳嗽病脉证并治》）。《伤寒论》中多次出现"以小承气汤，少少与，微和之""宜桂枝汤小和之"，也充分证明了此观点。

"和法"是针对上下表里失和、气血阴阳营卫失和、脏腑气机失和等机体矛盾，通过和解病机，调和人体机能关系的一类治法。《伤寒杂病论》所论述的"和法"，从广义上说是以"调和""和解"为主的治疗原则，其主要目的是祛除寒热，调其偏胜，扶其不足，达到祛邪愈病目的。从狭义上讲，则专指治法，即"八法"之一的和法，是指通过"和解""调和"的治法，如和解枢机、调和营卫、调和脾胃等达到治疗目的。故狭义之"和法"大致可分为两类：一是当致病因素不严重、正虚之证不明显时，通常用"和法"轻去病邪。"和法"适用于病邪不甚且祛邪药力和缓的疗法，正如《伤寒杂

病论》多次提到"小和之""微和之"等内容即是很好的说明。二是主要由脏腑功能失和所导致的病邪，用"和法"以振奋脏腑功能，祛除邪气，且药性和缓，能达到标本兼顾的疗效。如《伤寒杂病论》中治疗痰饮病的方法，"病痰饮者，当以温药和之"。"温、和"都是以调和为原则，"温"具有开发腠理，振奋阳气，通行水道之意。"和"指温之不可太过，此为标本兼治之法。和解之法包括和解少阳法和调和营卫法。小柴胡汤历来被众多中医学家推崇为《伤寒论》中和解少阳的代表方，主要用于少阳枢机不利之证。小柴胡汤以和解少阳为主，兼和胃气，邪气得解，枢机得利，脾胃调和，充分体现了和法的运用。小柴胡汤的应用之广，已远远超出了伤寒少阳病的范围，如《伤寒论》所述"其在外内之间者，则和解而分消之"，又如《伤寒论》中描述的"伤寒中风，有柴胡证，但见一证便是，不必悉具"。凡是涉及外感病、肝胆病、消渴病、郁证及不明原因发热等多种疾病都可用小柴胡汤和解。桂枝汤是调和营卫的代表方剂，主要针对营卫表里失和的病机，属于协调营卫关系的治法。营卫两者处于"阴在内、阳之守""阳在外、阴之使"的和谐关系之中，营阴失守于内的表虚证和营失卫守而外泄之内伤自汗证都是营卫不和的主要表现，桂枝汤可以通过助卫为固、益营之阴等原理治疗营卫失和之证。实践证明，桂枝汤广泛运用于临床，只要是属于营卫不和之证，不管是外感致病还是内伤致病，都可用此法加减使用。调和之法包括调和脏腑、调和气血、平调寒热等方法。调和脏腑主要是针对肝脾、肝胃、脾胃不和等基本发病机理，运用疏调肝气以健运脾气以和胃之方药进行治疗。正所谓"治脾胃之法，莫精于升降""脾宜升则健，胃宜降则和"，通过辛热与苦寒两种性味相反相成的药物配伍以达到"辛开苦降"的目的。四逆散多用炙甘草、芍药有益于肝脏，借肝之升发以畅达气机；小柴胡汤则多用炙甘草、大枣、人参以补中焦，故能健脾胃以调畅气机。调和气血是运用益气活血和行气活血的方法进行治疗，主要针对气滞血瘀和气虚血瘀等病机。气滞则血瘀，气行而血畅，要达到气血调和的目的，必须通过行气活血的方法；因为气虚而血瘀，气旺则血行，故要想达到活血化瘀、气血和调的目的，必须通过补气之法以推动血运畅通。气滞血瘀之疾，可以通过调和气血、行气活血之法治疗，而并非只有攻逐瘀血之法，可归纳为"诸药配伍，气血通畅，升降相因，共奏行气活血之效"。平调寒热是针对上热下寒、虚实互见等病机，采用清上温下、温中散寒、益气和血等方药进行治疗。

疾病的发生、发展总是在变化之中，寒热、虚实、表里等致病因素错综复杂又相互交织在一起，清热、散寒、攻邪、补虚、发表、治里等治法都不能单独使用。可见，汗、吐、下、温、补等治法如单一使用皆有明显偏性，难免导致新的"不和"。故《伤寒杂病论》中除病情需要而必须使用较为单一的补虚、攻邪方剂之外，一般都注重综合调治，且大多数是寒热同用、补泻共施、表里双解、阴阳互调的方剂，主要的制方选药原则是防止用药偏颇。即将性质和作用不同却有相反相成之功效的药物恰当组合，融为一体，往往能做到整体照顾，各方并治，从而避免了此盛彼衰、举一废一，最终使得病因错综复杂的疾病状态归于和合。如小柴胡汤、乌梅丸、半夏泻心汤等方剂配伍的原则即是很好的例证。

《伤寒杂病论》进一步发展和充实了《黄帝内经》的和合思想。书中提出的"凡病……阴阳自和者，必自愈"，将愈病的机制归结为人体自发的和合运动，并在临床诊治上积累了"调自和，促自愈"的丰富经验。和法在《伤寒杂病论》中还有大量的记载，如第 49 条强调"津液自和"，即"脉浮数者，法当汗出而愈。若下之，身重、心悸者，不可发汗，当自汗出乃解。所以然者，尺中脉微，此里虚。须表里实，津液自和，便自汗出愈"；第 53、54 条强调"荣卫和谐"，即"病常自汗出者，此为荣气和。荣气和者，外不谐，以卫气不共，荣气谐和故尔。以荣行脉中，卫行脉外。复发其汗，荣卫和则愈，宜桂枝汤""病患脏无他病，时发热、自汗出，而不愈者，此卫气不和也。先其时发汗则愈，宜桂枝汤"；第 70、71、230、265 条强调"和胃气"，即"发汗后，恶寒者，虚故也；不恶寒，但热者，实也，当和胃气，与调胃承气汤""太阳病，发汗后，大汗出，胃中干，烦躁不得眠，欲得饮水者，少少与饮之，令胃气和则愈""阳明病，胁下硬满，不大便而呕，舌上白苔者，可与小柴胡汤。上焦得通，津液得下，胃气因和，身濈然汗出而解""伤寒，脉弦细、头痛发热者，属少阳。少阳不可发汗，发汗则谵语。此属胃，胃和则愈；胃不和，烦而悸"；第 70、93、152 条强调"表里和"，即"太阳病，先下而不愈，因复发汗。以此表里俱虚，其人因致冒，冒家汗出自愈。所以然者，汗出表和故也。里未和，然后复下之""太阳中风，下利、呕逆、表解者，乃可攻之。其人汗出，发作有时，头痛、心下痞硬满、引胁下痛、干呕、短气、汗出不恶寒者，此表解里未和也，十枣汤主之"；《金匮要略·痰饮咳嗽病脉证并治》强调运用和法治疗痰饮病证，如"病痰饮者，当以温药和之"。医圣张仲景开创性地在医疗实践中运用和法治疗顽症痼疾，为和法的形成奠定了坚实的实践基础。

（四）"配伍和合，道器合一"的方剂观

中医本身就是道器合一的学问，《伤寒杂病论》中的中药配伍在结构、功能方面崇尚和合，在用药剂量方面更是体现了和合。方剂治疗效果与方药用量密不可分，《伤寒杂病论》依据病情，因时、因人而异地决定有效的药物用量，特别注重辨证论治，严格根据病证，讲究方药用量控制的方法，随证施量。同时，根据病情的轻重、缓急，病患的体质强弱，年龄大小，甚至气候变化，以及药物的剂型、配伍，药性的剧烈、缓和等差别，调整用量，以求药物用量的适当。在主证无太大改变的情况下，当症状有所不同，则在主病之方中加减少数药味，或调整某些药物用量，以使药与病相得，即《伤寒论》第 317 条下所谓"病皆与方相应者，乃服之"。以小青龙汤为例，其治疗外寒内饮之证，但因主证中云：伤寒表不解，心下有水气，干呕发热而咳，或渴，或利，或噎，或小便不利，少腹满，或喘者，小青龙汤主之。其加减法：若渴者，去半夏，加瓜蒌根，半夏辛而燥津液，瓜蒌根苦而生津液，故加减以更适应证情。

（五）"阴阳自和，未病先防"的养身观

养身防病和"治未病"观点在《伤寒杂病论》中表现深刻。《金匮要略》首篇中提

出"夫治未病者，见肝之病，知肝传脾，当先实脾"。"治未病"不仅包含了"既病早治、已病防变"的思想，更有"未病先防、初愈防复"的理念，它贯穿于《伤寒杂病论》养生防病观点之中，所谓"阴阳自和，未病先防"，这正体现了和合的养身观。未病先防是指，在未病之前，强调稳态平衡的人体自和功能，"自和"在《伤寒杂病论》中论述较多，如"凡病若发汗、若吐、若下，若亡血、亡津液、阴阳自和必自愈。"（《伤寒杂病论》）

《伤寒杂病论》详细论述了自和的判断方法，如"脉浮数者，法当汗出而愈。若下之，身重心悸者，不可发汗，当自汗出乃解。所以然者，尺中脉微，此里虚。须表里实，津液自和，便自汗出，愈"（《伤寒论》第49条）；"发汗多，若重发汗者，亡其阳，谵语，脉短者死；脉自和者不死"（《伤寒论》第211条）。

《伤寒杂病论》中"保胃气"的治疗原则也是疾病"自和"思想的集中反映。"保胃气"的治疗思想在《伤寒杂病论》中贯穿始终，如"胃气和则愈""和胃气"。

综上，《伤寒杂病论》和合思想的主体内容包括"元真通畅，人即安和"的身心观，"阴阳失和，疾病乃起"的疾病观，"营卫调和，不偏不倚"的治疗观，"配伍和合，道器合一"的方剂观，"阴阳自和，未病先防"的养身观。

且《伤寒杂病论》和合思想呈现出天人相应的整体性和节律性，病证结合的统一性和连续性，方证辨证的对应性和灵活性三大特点。从历史价值而言，《伤寒杂病论》含有丰富的中医哲学思想，使我们要更加主动地掌握和应用和合方法与辨证思维，对解决中医哲学现代化的难题有着重要的理论意义。《伤寒杂病论》非常强调临床实践运用，其和合思想是中医"和法"的滥觞，我们亦当加强对"和法"的继承和发展。就其当代价值而言，我们当借鉴《伤寒杂病论》和合思想，重塑"以人为本"的医学人文精神，坚持"和而不同"的中医发展之路。

四、秦汉以后中医药经典著作中的"和合"思想

金元时期是门户林立、思想活跃的医学时代，尽管诸家各抒己见，标新立异，但他们的治疗及立论思想仍旧遵循"因而和之"的法度。如刘河间力倡"火热论"，主张"六气皆从火化"，至于火化之治，他认为"水火之阴阳，心肾之寒热，荣卫之盛衰，犹权衡也，一高则必一下，是故高者抑之，下者举之，此治平之道也"。

《伤寒明理论》首先在理论上明确提出和法，金代成无己指出："伤寒邪气在表者，必渍形以为汗，邪气在里者，必荡涤以为利，其于不外不内，半表半里，既非发汗之所宜，又非吐下之所对，是当和解则可矣。"

《景岳全书》为和法的灵活应用开拓了视野。张景岳指出："和方之制，和其不和者也。凡病兼虚者，补而和之，兼滞者，行而和之；兼寒者，温而和之；兼热者，凉而和之。和之义广矣，亦犹土兼四气，其于补泻温凉之用，无所不及，务在调平元气，不失中和之为贵也。"张氏还在《景岳全书·新方八阵·和略》中反复告诫："凡邪火在上者

不宜升，火得升而愈炽矣。沉寒在下者不宜降，阴被降而愈亡矣。诸动者不宜再动，如火动者忌温暖，血动者忌辛香，汗动者忌苏散，神动者忌耗伤……诸静者不宜再静。"

《医学心悟》明确提出了和法，并使其成为中医学治疗八法之一。清代程钟龄指出："论病之原，以内伤、外感四字括之；论病之情，则以寒、热、虚、实、表、里、阴、阳八字统之；而论治病之方，则又以汗、和、下、消、吐、清、温、补八法尽之。"如在《医学心悟·论和法》中提到："伤寒在表者，可汗；在里者，可下；其在半表半里者，惟有和之一法焉。仲景用小柴胡汤加减是已。然有当和不和误人者，有不当和而和以误人者。有当和而和，而不知寒热之多寡，禀质之虚实，脏腑之燥湿，邪气之兼并以误人者，是不可不辨也。"程氏还强调和法的灵活运用，有"清和""温和""消和""补和""燥和""润和""兼表而和""兼攻而和"等，即"由是推之，有清而和者，有温而和者，有消而和者，有补而和者，有燥而和者，有润而和者，有兼表而和者，有兼攻而和者。和之义则一，而和之法变化无穷焉。知斯意者，则温热之治，瘟疫之方，时行痎疟，皆从此推展之，不难应手而愈矣。世人漫曰和解，而不能尽其和之法，将有增气助邪，而益其争，坚其病者，和云乎哉！"

《广温热论》言明了和法的本质，丰富和完善了和法。如清代戴北山指出，"寒热并用之谓和，补泻合剂之谓和，表里双解之谓和，平其亢厉之谓和"。由此可见，和法是历代医家各自发挥的综合。

和合思想在中医学中就表现为"和"法，即通过和解与调和的方法，使半表半里之邪，或脏腑、阴阳、表里失和之证得以解除的一种治法。如程钟龄在《医学心悟》中说："伤寒在表者，可汗；在里者，可下；其在半表半里者，惟有和之一法焉。"其实早在《伤寒论》中就有"和营卫""和胃气"及"消息和解其外"等条文，后世医家对和法又有所创新和发挥，但由此而使和法在分类和应用上有所混乱。

狭义和法：在八法之中，和法是比较特殊的一种治法，它既不像汗、吐、下、清那样专攻祛邪，又不似温、补那般专事扶正，而是一种具有双向调节作用的治法。和解剂的组成不像其他七法以专攻之品配上其他药物，它必须将药物配成对才能发挥和解作用，比如柴胡配黄芩、青蒿配黄芩。因此和法是方剂学所特有的，而在中药学中就没有。和法原为治疗伤寒邪入少阳而设，少阳经脉，循胸布胁，位于太阳、阳明表里之间。伤寒邪犯少阳，病在半表半里，邪正相争，正欲拒邪出于表，邪欲入里并于阴，故往来寒热。邪在少阳，经气不利，郁而化热，胆火上炎，而致胸胁苦满、心烦、口苦、咽干、目眩；胆热犯胃，胃失和降，气逆于上，故默默不欲饮食而呕。若妇人月经适断，感受风邪，而发寒热有时，邪热内传，热与血结，故经水不当断而断，此亦与少阳有关。

《伤寒明理论》中有言："伤寒……其于不内不外，半表半里，既非发汗之所宜，又非吐下之所对，是当和解，则可以矣。"小柴胡汤即是代表方，方中柴胡苦平，为少阳专药，轻清升散，透泄与清解少阳之邪，并能疏泄气机之郁滞，使少阳之邪得以疏散；黄芩苦寒，清泄少阳之热。柴胡之升散，得黄芩之清泄，两者相伍，以达和解少阳之目的。生姜助柴胡升阳达表，更与半夏和胃降逆止呕。邪从太阳传入少阳，缘于正气本虚，故佐人参、大枣益气健脾，一者扶正祛邪，二者御邪内传；炙甘草助参、枣扶正，且能调和诸药，用为使药。诸药合用，祛邪为主，兼顾正气；和解少阳为主，兼和胃气。邪气得解，枢机自利，脾胃调和，诸证自除。正如《伤寒论》所谓"上焦得通，津液得下，胃气因和，身濈然汗出而解"。

随着八纲辨证的发展，伤寒少阳经证便相对应为半表半里证。温病学创始人吴又可认为："疫者，感天地之疠气……邪自口鼻而入，则其所客，内不在脏腑，外不在经络，合于伏脊之内，去表不远，附近于胃，乃表里之分界，是谓半表半里，即《素问·疟论》所谓'横连膜原'者也。"故其创制达原饮以开达膜原，辟秽化浊，治疗邪伏膜原之温疟或疟疾。治疟方如蒿芩清胆汤、柴胡达原饮、清脾饮，即遵此法。综上所述，部分人认为狭义的和法是治疗少阳经证或半表半里证的一种治法，小柴胡汤即为代表方剂。

广义和法："和法之制，和其不和也。"人体之气血阴阳等都有可能产生"不和"之处，因而和法的内涵和外延又有了进一步扩大。如戴天章云："寒热并用之谓和，补泻合剂之谓和，表里双解之谓和，平其亢厉之谓和。"何廉臣又增加了"苦辛分消""平其复遗""调其气血"之说。蒲辅周也认为："和解之法，具有缓和疏解之意，使表里寒热虚实的复杂证候，脏腑阴阳气血的偏盛偏衰，归于平复"。普通高等中医药院校规划教材《方剂学》将"和法"分为和解少阳、开达膜原、调和肝脾、疏肝和胃、调和寒热、表里双解六种，这是比较准确和全面的，而且便于临床运用。这也体现了张景岳所谓"病有在虚实气血之间，补之不可，攻之又不可者，欲得其平，须从缓治，故方有和阵"的治疗原则。"和之为义广矣"，《素问·生气通天论》中"因而和之，是谓圣度……阴平阳秘，精神乃治"是对中医学治疗方法和治疗终极目标的最佳诠释。

综上所述，和合思想在中国历史上积淀深厚，对中医学也产生了深刻影响，成为中医学基本理论的基石，也是中医学治疗疾病的手段和目的。对此我们应当深刻领会其内涵和外延，并在临床中反复体会其中的奥妙。

第三节 "和合"思想与中医药教育

张立文教授从理论形态角度首先提出"和合学"，他的系列专著与论文系统论述了其"和合"思想并在相关领域加以应用，如《和合学概论——21世纪文化战略的构想》《和合是中国人文精神的精髓》《和合与东亚意识——21世纪东亚和合哲学的价值共享》《中国和合文化导论》《和合哲学论》等。

"和合"或"合和"思想是中华文化的精华，党的十六届六中全会做出了《中共中央关于构建社会主义和谐社会若干重大问题的决定》，明确提出了建设和谐社会与和谐文化的思想，这对于我们继承和弘扬中华文化尤其是"和合"或"合和"思想与价值观具有十分重要的意义。习近平将中华优秀传统文化概括为"讲仁爱、重民本、守诚信、崇正义、尚和合、求大同"，其中"和合"更被学界喻为中国哲学之根本、文化之基因、首要之价值与人文精神之精髓。

基于此，"和合"或"合和"思想在当代，被广泛应用于教育学、经济学（环境经济、制度经济、中观经济）、艺术美学、管理学、决策学、伦理学、人类学、旅游学、建筑学、自然科学、技术科学等各领域，其中教育领域首当其冲。

一、"和合"思想与教育

（一）"和合"思想与课程建设

课程作为教育的一种载体形式，是一个民族和国家在特定的政治、经济、文化等方面的综合体现，反映的是一个民族的文化基因。"和合"思想是中华民族优秀传统文化的精髓，也是教化育人的指导思想以及人的全面发展教育理念的哲学皈依。"和合"思想具有哲学高度上的理念引领意义，更具有指导实践、改造实践的功用。李红恩在《和合思想下的学校课程建设》一文中指出："和合"思想——学校课程建设转向的哲学基础；基于"和合"思想探究学校课程建设可为解决中国课程改革难题提供一种本土路径，其意义在于："和合"思想引领下的学校课程建设更加关注教育的真实情境、更加关怀学生的真实世界、更加注重课程的动态生成，实现了整合意义的课程重构。基于"和合"思想所生成的一种立足内生、关怀人性、承认差异、注重整体的课程建设，所秉持的基本逻辑是课程因人而生、课程为人而生，彰显的是课程与人的"和合"统一，此为学校课程产生和存在的意义所在。"和合"思想下学校课程建设的价值取向具有多元共生的经验取向、复合价值的内生取向、系统建构的整体取向、成长评价的人本取向等多维特点。

"和合"思想下学校课程建设的要求：学校课程建设与学校文化必须和合；学校课程建设与办学理念必须和合；学校课程建设与育人目标必须和合；学校课程建设内部诸要素必须和合。李红恩指出，"和合"思想下的学校课程建设试图通过课程的和合建构，让学校课程不仅传授知识，同时也蕴含思想，更流淌情感；让学校课程不仅是学习内容，同时也是教育主体之间相互接纳、产生共情的载体；让学校课程不再仅是供认知与思考的材料，同时也是供欣赏与品味的文化；让学校课程不仅是动态的、人化的，同时也是具有美感，能带来愉悦感受的艺术形成。

（二）"和合"思想与思政教育

中华优秀传统文化是中华民族的文化根脉，其蕴含着的思想观念、人文精神、道德规范，不仅是我们中国人思想和精神的内核，对解决人类问题也有重要价值。"和合"

思想来源于中华民族传统文化,其"天人合一""以和为贵""仁者爱人""和而不同"等理念与丰富思想内涵,充分体现了中华优秀传统文化的智慧和哲理。其朴素辩证的、融合发展的思维模式,讲究和谐共存、仁爱互助,通过整体内部的"和合"融生、异体差异、对立融合,通过构建"和合"体彰显整体协作效力。

而思想政治教育,要"围绕培养什么人、怎么样培养人、为谁培养人这一根本问题,全面加强党对教育工作的领导,坚持立德树人,加强学校思想政治工作",其实践是"一定的思想观念、政治观点、道德规范,对其成员施加有目的、有计划、有组织的影响,使他们形成符合一定社会、一定阶级所需要的思想品德的社会实践活动"。"和合"思想为思想政治教育队伍建设提供智慧,更好地提升队伍的团队协作和整体合力;为顺应思想政治教育的变化,更好地创新教育方法,拓展教育路径;为学生科学合理地处理与自然、社会、他人、心灵、文明之间的冲突提供智力支撑,使学生更好地融入时代发展的洪流当中。

赵祖地指出,"和合"思想的内涵主要指,在长期历史发展过程中逐步形成的关于如何处理天与人相通、人与人共处的一种思想理论。从观念的角度强调,在事物发展中达到和合的状态或境界是和合思想的价值导向,寻求整体和合,强调"天人合一""天人感应""保合太和""以和为贵""安身立命"。从认识的角度强调事物主客体在认识上达到契合,过程注重和而不同,尊重差异和多样性。从方法的角度强调冲突融合,化解矛盾。从过程的角度强调各个因素比例协调,互为适用,注重整个过程中的重要矛盾点与细节点。赵祖地主张思想政治教育实践环境的不断变化需要"和合"思想;思想政治教育实践主体的复杂关系呼唤"和合"思想;思想政治教育实践的创新应当扬弃"和合"思想,进而树立"和合"的教育者观、受教育者观、教育活动观;把握认识"和合"过程中的关键点,高度尊重受教育者的主体性,强调人与社会的全面发展,整体过程的协调统一;重视"和合"过程中的重点和细节,加强教育理念的转变,教育方式的创新加强自我"和合"人格塑造,正确处理知和行的关系。

黄翠萍撰文指出"和合"理念揭示了人与自然、人与社会以及人与人之间的相互联系、相互发展、和合共生的宇宙大道,缔造了中华民族生生不息的思想基石和动力源泉。在当代大学生思想政治教育过程中,正面临着忽视差异性、追求绝对的等同;忘却整体性,以自我为中心;道德自律较弱,价值观有待矫正等问题。在大学校园中,应当大力倡导并形成校园的和合文化氛围,以利于大学生思想政治教育工作的顺利开展。提出基于和合理念视角下大学生思想政治工作的实现路径:和而不同,注重大学生思想政治工作的差异性;求同存异,强化大学生思想政治工作的整体性;立德树人,加强大学生道德养成与价值观引导,建立立德树人的主导机制,做到全员育人。健全立德树人的整合机制,"以学生为本",营造学生成长成才的良好氛围;建立立德树人的保障机制、实现育人效果。

（三）"和合"思想与学生心理健康教育

心理健康是指个体在不同的环境和因素影响下能够维持一种良好并且稳定的心理状态，并在与外部环境的不断接触中，合理地调节并且完善自己的内部心理结构，从而达到与环境的协调与融洽，并在这一过程中逐渐提高心理发展机能，完善个人的人格品质。学生心理健康教育就是把大学生作为教育对象，教育者根据其身心发展的特点，有计划有步骤地帮助他们掌握有关心理健康方面的知识，并运用科学的知识理论与专业技术，通过心理咨询、心理健康教育活动等多种途径与方法，有效地帮助他们解除心理困惑，增强心理素质，发挥心理潜能，健全和完善他们的人格，促进他们和谐发展的教育活动。

刘振安、李琴基于中国传统和合文化对大学生心理健康教育的价值研究表明：大学生心理健康教育的特征主要表现为"学生为本""全员参与""开放个性"等特点。中国传统"和合"或"合和"思想为大学生心理健康教育的重要载体，并为大学生心理健康教育提供文化资源，大学生心理健康教育的发展需要汲取中国传统"和合"思想的精髓。中国传统"和合"思想中的"天人合一""致中和""和为贵""和而不同"等对大学生心理健康教育有巨大价值，如"天人合一"思想有利于大学生心理健康教育目标的实现，有利于对大学生心理发展规律的把握；"致中和"思想有利于大学生心理健康教育评价标准的建立，有利于对大学生心理疏导尺度的把握；"和为贵"思想有利于大学生心理健康教育方向的明确，有利于大学生心理健康教育思路和方法的创新；"和而不同"思想有利于教育者对多样化教育载体的选择，有利于教育者对大学生心理差异的尊重。

"和合"或"合和"思想对大学生心理健康教育价值的实现方式。首先，可能实现大学生的身体内部之"和"、身体与环境之"和"、身体与时间之"和"等身体之"和"；其次，维护大学生内部心理和谐，促进大学生的人际心理和谐，提升大学生的处事心理和谐等，以实现大学生的心理之"和"；最后，培养大学生的理性认知力，增强大学生的情绪控制力，提高大学生的自我意志力等，从而实现大学生的身心共"和"。

基于"和合"思想的学生心理健康教育方式可以采用榜样示范与修身指导相结合，说服教育与自我教育相结合，个体咨询与团体辅导相结合等方式。开设"和合"的心理健康教育课堂，开展"和合"的心理健康教育活动，搭建"和合"的心理健康网络教育平台。

（四）"和合"思想与教育理念

教育理念影响着教师的思维方式和行为方式，制约着教育的成效，关系到良好师生关系的建立。"和合"思想承认事物之间的差异和矛盾，把彼此不同的事物统一于一个相互依存的"和合体"中，并在不同事物"和合"的过程中，吸取各个事物的长处而克其短，使之达到最佳组合，由此推动事物的发展，促进新事物的产生。"和合"思想也是一种教育思想与教育理念。在此思想指导下，龚孟伟指出教学生活中有望生成"和合教学文化",其具有尊重差异性、相互融合性、追求整体性、动态生成性的特征。并提出建构"和合教学文化"的主体是教学文化共同体,它包括教师文化共同体、学生文化共同体、师生合作文化共同体、教学管理文化共同体。要顺利建构"和合教学文化"共同体需要正确处理教学文化环境和教学文化主体之间的关系,需要改革控制性的教学管理方式,生成人文性的教学管理方式,也需要巧妙地采用共差发展的策略与合作建构的策略。

沙建华论"和合"教育内涵的构建指出,"合""和"相融的状态,其哲学角度选择追求的是一种"合""和"相生、相克、相容、相融的一定范围内的分子自由运动的"液态"。"和合"教育倡导的是一种共同的价值追求——"合"与"和"一体化为"和合"。同时指出,"合和"是一种世界观,一种共生、共荣、共发展的理想社会追求;是一种人生观,是一种指向重体验、重过程、重参与的人生观;是一种价值观,是一种指向多赢、指向持续赢的价值观追求;是一种境界,一种精神;是"一种态度,是为人、处世、做事的哲学方法。沙建华提出"和合"一体是人生当烙的文化底色。"合而不独"是做人必需的道德本色,要求全体师生养成"在集体中并为了集体"的行为素养和行为模式,让每一个人在基本素养上首先成为班级和学校集体的、大众的、具有社会正能量的人。"和而不同"是做人必然的个性特色,要求全体师生在"合而不独"的基础上养成"和谐共生、张扬个性"的行为素养和行为方式。

程天君等剖析依赖西方"系统—要素"理论构建的高校教学"合作学习"模式弊端,与其缺少本土理论指导实践密切相关。通过研究表明,照顾情面以维护关系"和合"的主体行动逻辑贯穿合作学习始终,在行动主体与时空、制度及文化结构的相互作用下,"合作的学习"被异化为"合作的和合",并再生产出和合的人际关系与以课堂为中心的教学秩序。推动合作学习有效实施,需转变合作学习研究范式,加强本土理论发展与现实情境实践的关联,优化相关制度结构,增强师生合作水平,融洽"和合"与"合作"的关系,实现合作学习由"合作的和合"走向"和合的合作"。

杨花在其导师周鸿指导下,对高校研究生教育中"和合"师生关系的构建做了系统研究。"和合"师生关系是和合文化视野下的师生关系,是以和合为最高价值取向的师生关系。高校研究生教育中"和合"师生关系当以爱为基石、民主平等、共生创造等为基本特征。"和合"师生关系构建以整体和谐、合同协和为基本原则。并提出高校研究生教育中"和合"师生关系构建的主要途径:树立"和合"的教育理念,创建和谐的校园氛围;推进研究生创新机制改革,创设良好的制度环境;强化研究生的尊师意识,关注研究生的学德建设;重新审视教师权威观,增强导师自身的人格魅力;加强校际合作与交流,借鉴促进师生关系发展的先进经验。

教育理念是教育主体在教学实践及教育思维活动中形成的对"教育应然"的理性认识和主观要求,包括教育宗旨、教育使命、教育目的、教育理想、教育目标、教育要求、教育原则等内容。"和合"思想强调不同或对立的要素、成分,通过相互作用,而达到整体协调状态,强调"和合"要素间、要素内部、要素内外部环境的至臻状态。基于"和合"思想的教育理念，符合教育规律特质，为教育理念的理性认识和主观要求间的吻合，提供了富有中国特色的指导思想。

综上，"和合"思想体现了中国传统文化的精髓，也是滋润和哺育教学理论与实践的瑰宝。"和合"思想对教育课程构建、课程思政建设、学生心理健康以及教学理念与实践方式等多方面的改革与创新，具有启发性、建设性和指引性意义。学校教育过程中各类矛盾日益突出，为重视身心、关注人与社会、人与环境的"和合"思想的引入提供了实践动力。

二、"和合"思想与中医药高等教育

古代的中医药教育经历了从早期个人传授到以学校为代表的集体传授，从民办到民办与官办相结合的教育模式的转变。古代中医药教育按照实施主体可分为私学教育和官学教育两类。直至近当代的中医药院校教育由于中医药经典著作及理论体系中即蕴含有丰富的"和合"思想，因此在中医药的传承教育过程当中，亦暗含"和合"思想。其在中医药高等教育过程当中，尤为注重医术与医德"和合"、医学与药学"和合"、理论与实践"和合"。

（一）医术与医德"和合"

孙思邈所著之《备急千金要方》首卷《大医精诚》篇，是中医药教育史论述医德的一篇极重要的文献，为习医者所必读。孙思邈认为，医者必精通医术，指出"世有愚者，读方三年，便谓天下无病可治；及治病三年，乃知天下无方可用"，强调"故学者必须博极医源，精勤不倦，不得道听途说，而言医道已了，深自误哉"。

同时强调："凡大医治病，必当安神定志，无欲无求，先发大慈恻隐之心，誓愿普救含灵之苦。若有疾厄来求救者，不得问其贵贱贫富，长幼妍媸，怨亲善友，华夷愚智，普同一等，皆如至亲之想。亦不得瞻前顾后，自虑吉凶，护惜身命。见彼苦恼，若己有之，深心凄怆。勿避险巇、昼夜、寒暑、饥渴、疲劳，一心赴救，无作功夫形迹之心。如此可为苍生大医，反此则是含灵巨贼。"同时对"大医之体""为医之法"提出了具体要求。

《大医精诚》在中医药领域有"东方的希波克拉底誓言"之美誉，其明确地说明了作为一名优秀的医生，不光要有精湛的医疗技术，还要拥有高尚的医德。其本质是医术与医德"和合"的表现。此文广为流传，影响深远，被我国诸多高等中医药院校用作医学誓言，并用它作为准则来严格要求每位业医者。

（二）文化"和合"

中医药高等教育中极为重视校园文化建设熏陶，文化"和合"是中医药高等教育的一大特色。其表现为校训、中医药博物馆建设、校园整体建设等方面，注重"和合"思想内核渗透，体现德术"和合"、传统与现代"和合"。

校训方面，如浙江中医药大学校训"求本远志"，云南中医药大学校训"崇德和合，博学敦行"，北京中医药大学校训"勤求博采，厚德济生"，广州中医药大学校训"厚德博学，精诚济世"，天津中医药大学校训"进德修业，继承创新"，成都中医药大学校训"厚德博学，精思笃行"，山东中医药大学校训"厚德怀仁，博学笃行"，长春中医药大学校训"启古纳今，厚德精术"，辽宁中医药大学校训"厚德博学，继承创新"，福建中医药大学校训"大医精诚，止于至善"，安徽中医药大学校训"至精至诚，惟是惟新"等，其校训充分展现了"和合"中医药传统元素，强调医术与医德"和合"、理论与实践"和合"、传承与创新"和合"。

中医药高等院校注重博物馆建设。北京中医药大学、上海中医药大学、广州中医药大学、浙江中医药大学、福建中医药大学等多所高校建立了中医药博物馆。如坐落在浙江中医药大学内的浙江省首家综合性中医药博物馆，被核定为国家二级博物馆。设校史馆、医史馆和中药馆三个分馆，现有藏品 8000 件。"学校以中医药博物馆为依托，深入开展中医药文化研究，旨在提升中医药文化传承能力，传承浙派中医，展示浙产名药，使更多的民众进一步了解中医药学的博大精深，激发人们的民族自豪感，彰显中医药文化的深厚底蕴，促进中医药传承创新发展"，并着力提升文化内涵，努力使博物馆成为弘扬中医药文化的重要平台；拓展服务，努力使博物馆成为普及中医药知识，提升民众健康素养的生动课堂；校馆一体，努力使博物馆成为展现学校精神风貌、学校文化内涵的重要窗口。

上海中医药大学校内的上海中医药博物馆，前身是创建于 1938 年的中华医学会医史博物馆，其基本陈列分为原始医疗活动、古代医卫遗存、历代医事管理、历代医学荟萃、养生文化撷英、近代上海中医、本草方剂鉴赏、当代岐黄新貌八个专题，反映了中华医学在各个历史时期取得的主要成就，并预示其未来发展的美好前景。其是全国中医药文化宣传教育基地、国家 AAA 级旅游景区、上海市爱国主义教育基地。

北京中医药大学中医药博物馆坐落于中医药大学校内的逸夫科学馆中。为全国中医药文化宣传教育基地、北京市科普教育基地、北京中医药文化旅游示范基地、北京市青少年外事交流基地、首都教育改革发展建设成果基地等。

直属于广州中医药大学的广东中医药博物馆，现为国家二级博物馆、全国中医药文化宣传教育基地、全国科普教育基地、广东省中医药文化养生旅游示范基地、广东省首批国民旅游休闲示范单位、广东省科普教育基地、广东省青少年科技教育基地、广东省中华文化传承基地、广东省非物质文化遗产研究基地等。

除了校训、中医药博物馆建设外，中医药高等院校校园文化建设亦充分从校园物质环境、生态环境、文化环境、精神环境、学术环境和生活环境等方面以"和合"思想构建特色校园文化内涵。如福建中医药大学提出高等中医药院校特色校园文化建设应以文化育人为宗旨，紧密结合学校整体办学方向和培养目标，把校园文化融入学校的专业设置、课程设置、学生管理、思想政治教育等环节，以全面实现校园文化在高等中医药院校发展中的积极推动作用。

（三）理论与实践、中医与中药、中医药与其他学科"和合"

在中医药高等教育中，古今均非常重视理论与实践"和合"教育模式，传统中医药师承教育模式是理论与实践"和合"教育模式的生动体现。如金元四大家养阴学派倡导者朱丹溪精研《素问》《难经》等古典医籍理论，5年便能临证，但为了进一步提高医术，加强实践，逾不惑之年，外出浙江，走吴中、抵南徐、达建业，遍访名师，44岁时跟随刘完素再传弟子罗知悌临证学习一年半，学成还乡。朱丹溪的从业求学之路，是古代中医理论学习与临床实践"和合"治学模式的范本，为其"相火论"思想的提出，"滋阴学派"的创立提供了现实条件，被后人列为金元四大家之一。历史上基于师承模式理论学习与实践的"和合"治学医药名家不胜枚举，如张元素、李杲、王好古、张景岳等。当代众多中医药名家讲到成功心得时，均不约而同地提出需要"读经典、跟名师、勤临床"，此已成为中医药成才的必由之路。

医药的不可分割性在中医药领域尤为突出，古代医药并不分家，医药兼通是医者的必备条件。医药学史上诸多著名人物，如陶弘景、孙思邈、唐慎微和李时珍等，均既是医学家也是药学家。古代医家中出现了众多道医、儒医，如非常注重道医兼修的陶弘景。另外《四库全书总目·子部·医家类》云"儒之门户分于宋"，古代先学儒后学医及儒医双修的培养模式，极大地促进了医药学理论的发展和医药经验的积累。道医、儒医的出现，本质上是中医药与其他学科"和合"的一种表现。

第三章

中医药高等教育"和合"
思想协同育人模式的构建

第一节　中医药高等教育模式的现状分析与改革启示

一、中医药高等教育育人模式的现状分析

我国中医药教育模式有两种基本形式，即师承教育和院校教育，两种育人模式各有特点，在中医药人才培养中均发挥了重要作用。

（一）师承教育模式

中医药教育自古有之，在中医药几千年薪火相传的过程中，形成了独具特色的中医药人才培养模式——"师承教育"，即"口传心授""言传身教"的"师带徒"模式。随着中医药学的发展与进步，师承教育的方式不断变革，从古代一对一的师徒相授，发展为近代的集体讲授、一人多师等形式的传授，规模更大、效率更高、受益者更多。

中华人民共和国成立后，国家高度重视并提倡中医药的应用与传承，先后出台了一系列推动中医药发展的方针和政策，中医药教育模式逐步发展，师承教育已不再是传统意义上的"师带徒"模式。现代师承教育由政府统一组织管理，明确规定了招生对象以及培养目标，师承教育在新的历史条件下得以延续和发展，开创了师承育人模式的新局面。《中华人民共和国中医药法》（简称《中医药法》）提出："国家发展中医药师承教育，支持有丰富临床经验的中医医师、中药专业技术人员在业务活动中带徒授业，传授中医药理论和技术方法，培养中医药专业技术人员，在社会主义现代化建设的新阶段，要进一步发挥中医药的特色，更好地为人民健康服务。"这是本法的亮点之一，不仅承认传统师承教育在中医药文化中所发挥的重要作用，而且鼓励大力发展师承教育。

纵观师承教育的发展历程，从历史和中医药学教育本身来说，表现出独特的优势：①注重经典研读。师承教育重视学生基础知识的积累，注重对中医药经典著作的研读与背诵，有"以文为先，医文兼通"的特点，将中医药知识的精髓和传统文化作为培养人才的基础理论，为中医药知识和文化的传承打下坚实的基础。②注重实践环节。中医药学是具有高度实践性的应用科学，师承教育强调以实践贯穿于培养过程的始终，融理论知识传授与实践能力培养于一体，有助于培养学生扎实的基础理论知识和实践技能。③注重医德培养。古代医家多以"医者仁心""大医精诚"等作为医德准绳，在传授技术的同时将这些道德思想言传身教给弟子，学生长期跟师，耳濡目染，有助于养成良好的医德医风。

师承教育模式的不足主要有：①难以形成规模。师承教育属个体传授的培养方式，带徒规模小而散，难以规模化培养人才，难以适应社会对中医药人才的大量需求。②缺

少培养标准。师承教育模式下传授的中医药知识和技能没有统一的标准，主观随意性较强，所授所学受限于老师的学术水平和个人喜好，导致培养质量参差不齐且难以评价。③学术思想狭隘。师承教育往往易受门户学派以及学术保守思想的影响，重一师之技、一家之言而轻兼收并蓄，学生"各承家技"，只闻一家之言，导致思想狭隘、知识局限。

（二）院校教育模式

隋唐时期通过设立太医署主管医学教育，发展了中医药院校教育，同时医科和药科分设，设独立药园培养药园生，从而有了中医学和中药学教育的分工。1949年之前，中医药教育从早期以师徒传授和家世相传为主的方式到由官府举办医学教育机构，其间积累的经验为新中国成立后中医药高等教育模式的创立奠定了基础。20世纪50年代，中医药教育的局面发生了根本改变——开办中医药高等教育院校，1956年国务院正式下达文件批准，在北京、上海、广州、成都成立四所中医学院，自此中医药教育真正纳入国家教育体系。1960年，部分中医学院增设了中药学专业。20世纪70年代，国家正式设置了中药学专业，专业培养目标定位为面向整个中药行业需求，培养具备"认、采、种、制、用"能力的中药高级专门人才，学校的多种教学实践及科研工作，大大提升了学生实际工作的能力。1977年，相关院校的中药学专业成为恢复高考后首批招生专业，中医药高等教育得以快速发展，开启了中药学本科教育的新纪元。2012年，教育部公布《普通高等学校本科专业目录》，将以往的中药学专业调整为中药学类专业，下设中药学专业、中药资源与开发专业、中药制药专业、中草药栽培与鉴定专业以及蒙药学专业和藏药学专业六个专业，呈现出新的专业布局，为中药各专业特别是中药学专业的建设与发展提供了难得的机遇。

经过六十余年的建设和发展，中医药教育由以师承教育为主发展成为以院校教育为主，实现了由传统教育方式向现代教育方式的转变，形成了由院校教育为主体，多层次、多院型协调发展的办学格局，中医药院校功能不断强化，成为中医药社会服务、科学研究、文化传承的重要基地。中医药高等教育从无到有、从弱到强，实现了跨越式发展，形成了具有特色的现代中医高等教育体系。

院校教育在长期的实践中形成了规模化、标准化、规范化、制度化等优势：①人才培养规模化。院校教育以分专业的方式进行学生培养，具有分科细、专业性强等特点，较师承教育模式易于形成规模，形成了教学层次多样化、人才培养规模化的特点，为社会持续输送大批高素质中医药人才。②培养模式标准化。院校教育经过长期的实践检验，学科建设、人才培养方案、课程体系等日臻完善，制订符合学生发展和社会需求的人才培养方案，并根据人才培养目标不断优化，基本实现人才的标准化、规范化培养。③管理规范化、制度化。国家为中医药院校的发展提供了支持与保障，对院校教育进行规范化管理，使院校教育成为我国医药教育中独具特色和优势的重要组成部分。④教育教学资源丰富。院校为学生搭建了良好的教学平台，教育资源和学习渠道丰富多样，有利于学生拓宽视野、锻炼能力，注重对外合作交流，助推中医药国际化，顺应全球化发展战略。

院校教育模式也有不足之处：①培养模式同一化。院校教育过于强调培养模式的标准化，社会参与度不高，教育活力不够，培养出的人才同质化程度较严重，竞争力不强。②中医药经典传承不够。院校教育重点大多放在专业知识的传授上，中医药经典著作和优秀传统文化教育不够，导致学生的中医药思维不牢固，对中医药本质、内涵与价值等的理解不够深刻。③理论与实践结合不够。院校教育多以理论教学为重，理论与实践结合不够紧密，导致知识、技能过于书本化，实践能力不足。

（三）院校教育和师承教育相结合的模式

师承教育以"个性化"为特征，院校教育则以"标准化"为特征；师承教育是个体化教育，因材施教，侧重于实践，主要强调技能训练与应用，以"深耕细作""经典传承与发展"为重点，而院校教育主要是规模化教育，主要注重知识与学术的积累；师承教育更符合专业自身特点，院校教育则能满足时代、社会需要。上述两种培养模式各有侧重，各有长短，不可替代。

中医药学是基于我国传统文化、兼具自然科学与人文科学双重属性的医学体系，中医药学理论与实践体现了中华传统文化的思维方式，其培养模式不同于来源于实验室的西医药学。为了改变院校教育培养的学生中医药特色不明显等问题，国家出台了一系列相关文件，大力倡导发展师承教育，将中医药院校教育和师承教育模式有机结合，更好地促进中医药事业传承精华、守正创新。2017 年，教育部、国家中医药管理局联合印发《关于医教协同深化中医药教育改革与发展的指导意见》，提出要"加强师承教育，提高中医药传承创新能力"，包括"逐步建立中医药师承教育制度""创新师承教育与院校教育、毕业后教育相结合的人才培养模式"。2018 年，国家中医药管理局印发《关于深化中医药师承教育的指导意见》，指出"中医药师承教育是独具特色、符合中医药人才成长和学术传承规律的教育模式，是中医药人才培养的重要途径。发展中医药师承教育，对发挥中医药特色优势，加强中医药人才队伍建设，提高中医药学术水平和服务能力具有重要意义，是传承发展中医药事业，服务健康中国建设的战略之举"，并提出要"推动师承教育与院校教育相结合的人才培养模式改革"。

近年来，许多高等中医药院校探索构建院校教育和师承教育相结合的培养模式，师承班、经典班、特色班、实验班等师承教育试点班应运而生，师承教育的理念与方法在中医药院校中已有不同程度的体现，并积累了一些有益的经验，但这些培养方式大多强调了教育教学过程的师承性，从具体实施情况来看仍是以表面形式内容为多，对院校教育和师承教育两者相结合的本质及其内部联系的认识还较模糊，仍有许多如理念、体系、体制等方面的问题制约着师承教育的深入开展，需要进一步深化改革。

二、中医药高等教育育人模式改革的启示

（一）中医药高等教育模式改革面临的问题

在中医药高等教育六十余年的发展过程中，根据中医药事业对人才培养的需求，不断进行人才培养模式改革的探索与实践，但依然面临一些亟须解决的问题。

1. 知识、能力和素质的结合不足

在人才培养中，知识是基础、是载体，能力是体现、是升华，素质是核心、是人才培养的终极目标。爱因斯坦在《论教育》中指出："学校应该永远以此为目标：学生离开学校时是一个有和谐个性的人，而不是一个专家。"和谐应是知识、能力和素质协调发展。当前，高校中还不同程度存在专业教育与素质教育、思政教育"两张皮"的现象，对思想品德和人文素质教育重视不够，素质教育理念不够深入，教育内容不够生动，教育方法和手段不够丰富，学生参与度不高，未能很好地形成育人合力，导致教育效果不佳。"新时代教育培养什么人，肩负什么使命"，是目前教育面临的重要问题。

"坚持中国特色社会主义教育发展道路，培养德智体美劳全面发展的社会主义建设者和接班人"，为新时代人才培养指明了方向，同时也提出了更高的要求。如何进一步强化素质教育理念，全面推进素质教育，使素质教育和知识传授、能力培养形成协同效应，需要全员在积极探索的实践中不断努力。

2. 理论和实践的结合不足

理论联系实际是人类认识或学习活动的普遍规律之一。中国古代的荀况就提出"知之不若行之，学至于行之而止矣。行之，明也""知之而不行，虽敦必困"。颜元反对"以空言立教"，主张学以致用。明朝思想家王守仁提出"知行合一"，认为不仅要认识（知），尤其应当实践（行），只有把"知"和"行"统一起来，才能称得上"善"。坚持理论与实践相结合是中医药高等教育教学的基本原则，也是实现学生知识、能力、素质协调发展的有效途径。但是在中药学人才培养中存在重理论、轻实践的现象，教学内容和科研、生产实践结合不够紧密，在"产学研"结合方面尚存在一些问题，如指导教师缺乏一线实践工作经验、实践平台建设不够完善等，导致学生实践动手能力、实际解决问题能力以及社会适应能力相对薄弱，如何进一步强化理论和实践的有机结合是中药学人才培养模式中的重点问题。

深厚的理论基础，是培养实践创新能力的重要保障，是中药研发的不竭源泉，坚持理论和实践结合的前提是先抓好中药理论知识的教学。学生牢固掌握理论知识，在此基础上才能将知识灵活应用于实际工作中，才能举一反三，学以致用；同时要强化实验、实训、实习、第二课堂、创新创业、社会实践等环节，从体制和机制上保证"产学研"深度、有效结合，充分发挥各方育人优势，形成实践育人合力，培养出既有扎实理论知识又有较强实践能力的中药学人才，这一目标的实现需要不断深入研究和探索。

3. 传承和创新的结合不足

中医药学作为一门历史悠久的学科，需要传承与创新，传承是中医药的命脉所在，创新则是中医药的活力所在，传承是创新的基础。当前中医药领域存在传承不足、创新不够、特色优势不突出等关键问题，如对中医药传统理论、技术传承不够，对中药鉴定、炮制、制剂等传统技术的精髓传承不够，导致中医药思维淡漠和中药传统技艺传承断代，创新意识和创新能力较弱。中医药领域应该传承什么与创新什么，如何解决继承与创新的关系问题，做好传承和创新的有机结合，是中医药事业发展和中医药高等教育改革中应重点关注的问题。

"要遵循中医药发展规律，传承精华，守正创新"，为新时代中医药传承创新发展指明了方向，提供了遵循。中医药高等教育应在"传承精华，守正创新"思想指导下，坚持"传承有特色、创新有基础、服务有能力"的原则，进一步深化教育改革，既把中医药理论和技术方法传承好，把大医精诚、医者仁心的精神发扬光大；又能守住"中医药发展规律"这个"正"，在中医药理论指导下，采用现代科学技术进行创新，创理论之新、技术之新、方法之新、方药之新，真正做到"传承不泥古、创新不离宗"，培养既有传承创新意识又有健康服务能力的中医药学人才。

4. 中医药思维和现代科学思维培养的结合不足

中医药学是以中国传统哲学为基础，根植于中国传统文化，融合了生物学、理化数学、人文科学等多学科内容而形成的，其中蕴含着多种哲学思想和思维方法，如整体思维、辨证思维、变易思维等。中医药历经千载而不衰的原因在于其庞大的理论体系，而支撑着这一体系的是中医药思维，它是中医药学术的特色和优势，也是中医药专业学生的核心能力。受限于历史和教学条件等原因，中医药学专业教学中未能充分挖掘中医药思维的内涵，导致学生对传统的中医药理论和思维方式较难理解和接受；中医药学专业教师中医药思维弱化，过多地强调用现代科学思维模式和方法去研究中医药，加深了学生思维方式西化的程度，而忽略或轻视中医药思维的培养。如何进行中医药思维培养以及评价思维培养的成效，是中医药高等教育领域的难点问题。

（二）"和合"思想对中医药高等教育育人模式改革的启示

"和合"思想是中国儒家、道家、墨家、阴阳家、佛家等文化流派相互碰撞、互相渗透、彼此融合而形成的人文产物，是一种独具东方智慧的哲学范畴和思维方式，其基本含义主要体现：和合意味着不同事物之间的关系状态，正如《易经》所言"乾道变化，各正其道"，"和合"思想既尊重事物差异性、多样性，又强调在此基础上达成统一和谐、交融发展。"和合"思想不仅是中华优秀文化的精髓所在，更是中华民族的重要价值取向，经过漫长历史时段的演化，早已浸润和沉积在民族文化的各个方面、各个层面。作为中华民族人文精神生生不息的生命体，"和合"思想是其源头活水之一，传承久远、历久弥新。

人才培养是一个综合性、系统性工程，具有教育主体、育人要素、育人资源多样性等特点，育人要素和育人资源掌握在不同的主体手中，各育人要素作为子系统之间呈一种协同共生的关系，需要各方的协同合作才能形成积极的效应。"协同"或曰协和、同步、和谐、协调、协作、合作。《说文解字》提到"协，众之同和也；同，合会也"。协同有"谐调一致，和合共同"之意，与"和合"思想倡导的"协同合作、资源共享、以和取利、协调发展"契合。

《国家中长期教育改革和发展规划纲要（2010—2020年）》指出，要"加强学校之间、校企之间、学校与科研机构之间合作以及中外合作等多种联合培养方式，形成体系开放、机制灵活、渠道互通、选择多样的人才培养体制"。2012年出台的《教育部关于全面提高高等教育质量的若干意见》（"高教三十条"）指出，要"以提高实践能力为重点，探索与有关部门、科研院所、行业企业联合培养人才模式""探索建立校校协同、校所协同、校企（行业）协同、校地（区域）协同、国际合作协同等开放、集成、高效的新模式""建设优质教育资源共享体系，建立高校与相关部门、科研院所、行业企业的共建平台，促进合作办学、合作育人、合作发展"。

根据新时代特征确立"和合"系统思维，弘扬和践行"和合"思想，对于推进中医药高等教育的改革和发展具有重要意义。针对目前中医药高等教育模式改革面临的问题，在"和合"思想指导下，顺应国家协同创新、协同育人的发展战略，探索构建多元化开放式协同育人模式，通过多方教育主体协同合作，集多种教育资源之优势，构建育人共同体，形成育人合力，提升中医药高等教育质量和人才培养质量，实现和谐发展。

第二节　"和合"思想协同育人模式的内涵与构建要素

一、"和合"思想协同育人模式的内涵

20世纪70年代，德国著名理论物理学家赫尔曼·哈肯（Hermann Haken）提出了协同学（synergetics）的基本理论和观念。协同，指系统中各子系统的相互协调、合作或同步的联合作用及集体行为，协同的目的在于追求系统结构的优化以及"整体大于部分之和"的效果，结果是产生"1+1>2"的协同效应。协同育人是指基于"协同学"理论，依据对人才培养目标的一致性，不同教育主体坚持资源共享、优势互补、责任分担、互利共赢的原则，通过开展合作、互相配合，发挥各自优势实现资源互补，共同培养符合社会所需的高素质人才的一种人才培养模式，是符合高等教育发展要求的重要理念。

在"和合"思想指导下，坚持立德树人、以人为本的教育理念，紧紧围绕为国家培养高素质人才的目标，构建多元化开放式的协同育人模式（图3-1），即高校通过内部协同以及与政府、行业企业、科研院所等协同合作，形成育人共同体，建立资源共享、

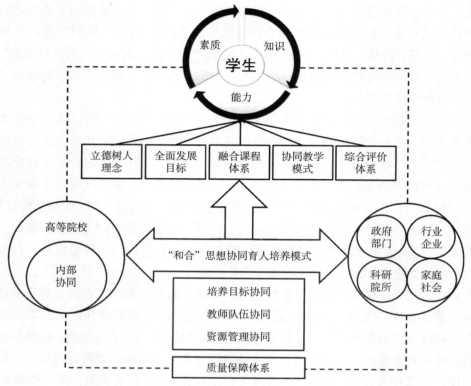

图 3-1　中医药高等教育"和合"思想协同育人模式

优势互补、共同发展的协同育人机制,将影响高校协同育人的内部要素与外部要素进行优化整合,促进各育人系统之间协同,促进教育链、人才链与产业链、创新链的有效衔接、互动协调,培养全面发展的满足引领经济社会发展需要的高素质专业人才,实现中医药学整体教育效果的最优化。

"和合"思想协同育人模式呈现出协同性、开放性、实践性等特征。一是"协同性",在教育主体上由单一的模式向多元化模式转变,协同育人的主体包括学校、政府、行业企业、科研院所以及家庭、社会等,在互相协作的过程中,突出协同性,参与主体之间形成一种良好的协同关系,促进各参与主体积极性和能动性的提升,使育人系统发挥更大的功能。二是"开放性",指在教育空间上由封闭的育人模式向开放的模式转变,通过学校与社会之间广泛合作交流,达到资源共享,突破空间界限,学校不仅内部开放,而且校企、校所、校际的联系更加紧密,学生可以跨专业选课学习,借鉴其他学科的思维方法和知识,实现学科的交叉渗透;向生产和科研开放,实现产学研并举;校际开放和联合办学,学生可跨校学习,学分互认。三是"实践性",协同育人扭转了传统教学"重理论、轻实践"的倾向,弥补了高校在实验教学、实习实训、师资结构等方面的不足,为人才培养创造了条件,培养过程更加注重培养学生的实践动手能力、社会适应能力和创新能力。

"和合"思想协同育人模式构建的意义:一是有助于人才培养要素的整体协同,通过校内、校外协同合作，打通直接或间接影响人才培养质量之"关节"处的"经络"，一方面使高校内部的资源充分融合，另一方面使高校外部的资源、能量与信息能顺利进入高校内部，各方的优势资源，纳入统一的人才培养体系，实现各育人要素的协同，促进高校教育教学活动的良性运行。二是有助于人才培养质量的整体提升，通过整合校内外优质资源为人才培养服务，利用多种不同教学环境和教学资源以及各自的优势，把社会需求、学校育才和学生成才三者有机结合，加强学生理论联系实践的能力，有助于提高学生的实践能力、创新意识和创新能力，同时在实践过程中助力学生思维素养和健全人格的养成，促进人才培养质量的整体提升，使人才培养更符合社会需求。

当前，我国中医药事业的振兴发展迎来了天时、地利、人和的大好时机，高校承担着人才培养、科学研究、社会服务以及文化传承创新等多重使命。培养更多高素质、高层次的中医药人才，为中医药事业发展和"健康中国2030"建设提供有力的智力支持，是中医药人才培养模式改革的趋势，研究并实践"和合"思想协同育人模式是优化教育资源，提升人才培养效益的有效途径，具有重要的理论和实践意义以及应用推广价值。

二、"和合"思想协同育人培养模式的构建要素

构建科学的培养模式是协同育人的关键。《辞海》中关于"模式"的解释："'模'有模仿之意，即依照一定的榜样，做出类似动作和行为的过程。"1998年，教育部下发的文件《关于深化教学改革，培养适应21世纪需要的高质量人才的意见》中指出，"人才培养模式是学校为学生构建的知识、能力、素质结构，以及实现这种结构的方式，它从根本上规定了人才特征并集中地体现了教育思想和教育观念"。关于人才培养模式的概念有过程说、方式说、方案说、要素说、机制说等多种论述，可谓是仁者见仁、智者见智，但基本内涵是一致的，可以理解为：人才培养模式是指，在一定的教育思想和教育理论指导下，为实现培养目标（含培养规格）而采取的培养过程的某种构造样式和运行方式。上述论述都有一个共同的观点，人才培养模式必须由诸多要素组成，各要素间横向、纵向整合，形成一个相互联系、相互制约、相互协同的"交互式"运行系统。人才培养模式变化实际上是其构成要素的变化，人才培养模式的创新也是对各构成要素的革新或重组。中医药高等教育"和合"思想协同育人培养模式主要由教育理念、培养目标、课程体系、培养措施、培养评价等构成。

（一）教育理念

教育理念是人才培养活动所尊崇的教育观念和原则，是人才培养模式构成的第一要素，体现了人才培养活动的性质和发展方向，是人才培养模式建立的理论基础和依据，贯穿于人才培养活动的整个过程。人才培养模式必须在一定的教育理念指导下建立，人才培养模式是教育理念的具体化和实践化。

2018年，教育部印发《关于加快建设高水平本科教育，全面提高人才培养能力的意

见》（简称"新时代高教四十条"）指出，"坚持立德树人，德育为先""坚持学生中心，全面发展"，明确了新时代"立德树人"和"以学生为中心"的教育理念。中医药高等教育坚持立德树人，以德立身、以德立学、以德施教，推进"三全育人"（全员育人、全程育人、全方位育人）、"五育融合"（德智体美劳五育融合），把思想价值引领贯穿教育教学全过程，提高学生思想水平、政治觉悟、道德品质、文化素养，教育学生明大德、守公德、严私德。坚持以学生为中心，以促进学生全面发展为中心，从以"教"为中心向以"学"为主中心转变，既注重"教得好"，又注重"学得好"，激发学生学习兴趣和潜能，激励学生爱国、励志、求真、力行，增强学生的社会责任感、创新精神和实践能力。

"立德树人"理念中全员全程全方位育人、德智体美劳五育融合，"以学生为中心"理念中教与学、教师与学生的双向互动、学生的全面发展等与"和合"思想的整体和谐、协调特征相一致。现代教育理念为高校人才培养目标指明了方向，在培养强化专业型、技术型、知识型人才的同时，应进一步加强价值观和人文素质教育，促进学生的全面和谐发展。

（二）培养目标

培养目标是指依据国家的教育目的和各级各类学校的性质、任务提出的具体的对人才的培养要求，是人才培养的标准，是人才培养模式构建的核心。培养目标反映了人才培养活动的预期结果，为整个人才培养活动确定了发展方向，是教育理念的具体化，对人才培养活动具有调控、规范和导向作用。

秉承"立德树人"和"以学生为中心"的教育理念，新时代高等教育人才培养目标是培养全面适应21世纪需要的基础扎实、知识面宽、能力强、素质高的，全面发展的社会主义建设者和接班人。以此为引领，例如：《本科中药学类专业教学质量国家标准》对中药学类人才培养目标有了宏观的约定，并从素质、知识、能力三个维度提出了具体培养目标，体现了知情合一、知行合一。中药学类本科教育的总体目标是坚持立德树人，培养适应社会主义现代化建设和中医药事业发展需要的德智体美劳全面发展，具备良好的人文、科学与职业素养，具备中药学基础理论、基本知识、基本技能和中医药思维，具有传承、创新和社会服务能力，掌握相应的科学方法，具有自主学习和终身学习能力的中药学类专门人才，达到专门人才知识、能力、素质的协调发展。中药学专业学生还应具备中医药思维和中华传统文化知识，具有传承传统中药学理论与技术的能力，能够从事中药生产、检验及药学服务等方面的工作，并在中医药教育、研究、管理、流通、国际交流及文化传播等领域具备发展潜能。上述国家教育标准为中药人才培养模式改革提供了重要的指导。

（三）课程体系

课程体系是在一定的教育理念指导下，将课程的各个构成要素加以排列组合，使各个课程要素在动态过程中统一指向课程体系目标实现的系统, 是实现人才培养目标的重要载体。课程体系是人才培养模式的核心要素, 是构建知识结构的重要部分, 课程体系与教学内容的科学性、合理性和系统性直接影响人才培养的质量。

遵循教育教学规律和人才成长规律, 紧扣专业培养目标定位, 打破专业学科壁垒, 构建融合式课程体系, 突出 "三个融合", 即素质教育和专业教育全程融合, 以德为先; 医药渗透、文理交融, 拓展知识; 理论和实践融会贯通, 知行并重。例如: 中药学专业课程体系主要包括课堂教学体系、实践教学体系, 还包括第二、第三课堂等的课程外活动, 以课堂教学为突破口, 不断优化课程体系, 创新教学内容和方法, 提高人才培养质量。

1. 课堂教学体系

主要包括通识教育课程、大类基础课程、专业课程、选修课程等, 建设高质量的整合课程模式, 各模块主要包括以下课程以及包含这些内容的整合课程。

通识教育课程主要包括人文科学、自然科学、社会科学、艺术体育、创新创业等课程, 是人才培养的基本要求, 通过思想素质、道德修养、普通基础知识与中药学专业教育的有机结合, 达到提高学生综合素质的目标。大类基础课程主要包括化学基础 (无机化学、有机化学、分析化学和物理化学)、生物医学基础 (解剖学、生理学、生物化学、微生物学、免疫学、药理学等) 和中医药基础 (中医学基础、中药学、方剂学等), 为专业课程的学习打下宽厚扎实的基础。专业课程主要包括中药化学、中药药理学、中药鉴定学、中药炮制学、中药药剂学、中药分析学、药事管理学等, 通过教学使学生掌握专业知识和技能。选修课程主要包括限定选修课和任意选修课, 根据学校的优势和特点, 设置具有特色的选修课程。学生根据各自的专业方向、兴趣爱好和职业发展规划等自行选择, 开阔视野, 满足学生个性化发展的需求。

2. 实践教学体系

实践教学是中药学专业课程体系的重要组成部分, 是深化课堂教学的重要环节, 是学生获取、掌握知识的重要途径。注重产教融合、科教融合, 构建产学研一体化的中药学实践教学体系, 不断优化实践教学内容, 培养学生的实践能力, 启迪学生创新思维和创新能力。

实践教学体系主要包括实验课程、实训实习、科研实践、社会实践等。实验课程包括基础性、综合性、设计性、创新性实验等, 培养学生的基本实验技能和专业实验能力。实训实习包括认知实习、生产实习、毕业实习等, 涉及野外高山、药材基地或药材市场等针对药用植物、中药材和饮片的鉴定, 中药房审方、配方、发药, 医药企业的中药炮制加工和中药制剂生产等内容, 培养学生的实践能力和岗位适应能力。科研实践包括科学研究、学科竞赛、毕业论文 (设计) 等, 涉及实施大学生研究训练 (SRTP) 项目, 指导学生开展课题研究; 构建学科竞赛平台, 组织指导学生参与竞赛活动; 结合科研与生产实际问题指导学生进行毕业论文 (设计) 等内容, 培养学生的科研能力和创新能力。社会实践包括组织学生深入社会开展实践教育和创新创业教育等, 开拓学生社会视野，培养学生的业务素质和职业素质。

3. 课程外活动

课程外活动也是育人的重要组成部分，是课堂教学活动的继续和延伸，包括第二、第三课堂活动和学习，如社会实践、科研活动、竞赛活动、创新创业、社团活动、文体活动、志愿服务以及网络学习等。并给予相应学分，形成第一课堂与第二、第三课堂延伸互动、专业选修学分与奖励学分相辅相成以及课内和课外、校内和校外的教学活动有机融合，拓展学生学习平台，增强学生社会责任感、创新精神和实践能力。

（四）培养措施

培养措施是人才培养过程中为实现人才培养目标，按照人才培养方案要求所采取的一系列途径、方法和手段的总称，是人才培养方案、课程体系的具体落实，属于人才培养的过程要素，包括课堂教学、实践教学等不同教学环节、教学管理的制度与措施。

例如：根据中药学专业培养目标和教学内容，构建多元协同教学模式，实现激发兴趣、培养素质、拓展知识、提升能力的目的，正如教育家苏格拉底所说"教育不是灌输，而是点燃火焰"。

1. 团队教学模式

由多名教师共同组成教学团队，充分强调团队意识，鼓励教师的协同合作，形成良好的教育合力。根据教学需要，制订课程教学计划，实施集体备课制，整合课程和教学团队成员的优势，以团队的力量指导学生的学习，实施更为系统的指导，既有助于团队协同和教学目标的实现，又有利于促进教师的专业成长和学生的视野开阔，从而实现教学质量的提高。

2. 双师教学模式

建立双导师制，构建中医药"传、帮、带"的师承教育和院校教育相结合的双师教学模式。校内导师主要对学生理论知识、科研实践等进行指导，学生进入导师科研实验室开展研究性学习、创新性实验、学科竞赛等活动，培养学生的创新意识和创新能力；校外导师主要对学生在行业、岗位实习实训等方面进行授业解惑，引导学生将所学的专业知识在生产实践中加以应用，培养学生解决实际问题的能力。通过校内外联合指导促进理论和实践的统一、传承和创新的统一，师古而不泥古，继承又能创新，实现知行协同促进。

3. 多元化教学方法

坚持"以学生为中心"的理念，推进"以教为中心的范式"向"以学为中心的范式"转变，创新教育教学方法，倡导启发式、探究式、讨论式、参与式等多元化教学方法，将课堂教学扩大到学生自主学习、讨论、科学研究和实践，同时结合跨学科、跨环境的教学和学习，使学生由传统的被动学习变成积极主动参与式学习和研究式学习，实现"授人以鱼"向"授人以渔"的转变。

4. 线上线下协同教学

坚持"互联网＋本科生教育教学"的理念，推进信息技术与教育教学深度融合，搭建"学生－教师－网络"三位一体的教学平台，采用"网络自主学习＋课堂深度研讨"的课程组织形式，开展翻转课堂式、混合式、虚拟仿真式教学等，实现线上线下协同教学，让学习更加灵活、主动，让学生的参与度更强，实现学习质量及教学效能的提高。

（五）培养评价

培养评价是通过收集人才培养过程中的各方面信息，依据一定的标准对培养过程及所培养人才的质量与效益做出客观衡量和科学判断，并对人才培养活动实施全程监控，及时进行反馈与调节。培养评价是人才培养模式的核心要素，通过培养评价可以衡量和评判人才培养活动是否成功，并及时完善和优化人才培养方案及行为，以保障培养目标的落实和完成。

在"和合"思想指导下，建立多元化、多维度、过程性的学生综合评价体系，对学生反映出来的德、智、体、美、劳素质表征信息，通过一系列量化指标与实施细则进行综合评定。一是多元化的评价主体，学校、行业企业、学生等全员参与，既包括校内教师、辅导员、教学管理人员对学生的评价和学生本人自评，又包括行业企业等合作方对学生进行评价，形成联合评价主体，使评价体系更具有普适性。二是多维度的评价指标，评价内容由单一的知识领域拓展到学生全面发展的各个方面，如思想素质、人文素质、专业素质、实践能力、创新能力等方面的综合评价，使评价内容更全面、准确。三是多样化的评价方法，采用量化评价和定性评价相结合的方法，既通过定性分析标准，对学生在品德、能力和素质方面进行评价，又通过定量分析标准，对学生的理论学习成绩、实践课成绩、成果数量等方面进行评价；采用形成性与终结性相结合的评价方式，形成性评价注重学生的学习过程，终结性评价是关于学习结果的评价，两者相互关联，将过程评价和考核结果有机结合，组成评价这一连续整体，使评价结果更科学、客观。综合评价体系，既注重结果评价，又注重过程评价；既注重知识掌握的评价，又重视能力的培养和素质的提高，更加强调学生创新创业思维素质、能力和成果，能反映学生综合素质的内涵和特征；既对学生进行综合全面的评价，又可体现其个性化特征，实现对人才的个性化、多样化、社会化评价，同时也能反映教学过程的质量，对教与学起到反馈、促进和激励作用，推动人才培养模式的不断改进和提高。

第三节 "和合"思想协同育人的实践路径与运行机制

一、"和合"思想协同育人的实践路径

协同育人体现了系统思想，高校是协同育人的主体，本身是一个系统，其开展协同育人有内部运行规律与实现路径。但该系统处于更大的社会系统中，需要与社会系统中的其他主体如政府、行业企业与科研院所等进行合作，因为它们在协同育人体系中发挥着不同的作用。高校具有人才优势和知识优势，是育人的主要实施主体，负责沟通"双边"或"多边"育人活动的开展工作。政府对协同育人起引领作用，可通过制定政策创造条件支持和推动高校与行业企业、科研院所协同育人，促进学校专业建设和人才培养，增强专业发展的适应性。企业、科研院所具有市场、技术等优势，可提供学生实习、教师实践、教师兼职等支持，参与专业培养目标、课程体系和实践平台等建设，参与指导学生实习实践、创新创业项目等。因此，只有各教育主体协同合作，才能够实现更大范围内育人要素的聚集以及育人资源的优势互补，从而产生多元主体协同效应，实现高校主导的校内外协同育人价值增值过程。

"和合"思想协同育人主要有内部协同育人和外部协同育人两种模式，内部协同育人主要指高校内部各主体之间的协同育人，外部协同育人通过在政府指导下，高校与行业企业、科研院所等之间的互动合作实现协同育人。高校内部协同育人模式是基础，外部协同育人模式是提升，两者相互支撑，统一于育人这一目标，形成立体化互动培养体系，最终促进学生全面成长。

（一）高校内部协同育人

高校内部协同育人是指高校自身拥有的人力、物力、校园文化等各种教育资源，通过科学的统筹规划，在人才培养过程中各个环节相互配合和协作，使办学资源按照协同人才培养的内在规律实现无障碍流动，促进资源充分共享并发挥"1+1>2"的集聚效应，共同推动人才培养目标的实现。与"校内外"不同单位之间的协同相比，高校内部各部门、院系之间由于有共同的目标和动力，通过充分发挥高校内部资源多样性的优势，可以更好地为人才培养目标服务。

高校内部协同育人主要包括德育协同和智育协同两大模块。高校人才培养是育人和育才相统一的过程，在高校价值塑造、知识传授、能力培养"三位一体"的人才培养目标中，价值塑造是第一要务，德育教育工作是高校培养人才的重点，对学生是否能真正实现"做人"有着重要的人生意义。德育协同以"德育"为抓手，把立德树人作为中心

环节，凝聚思想政治教育教学合力，协同各方面的教育力量，通过课程思政、思政课程等多途径，深入开展道德教育和社会责任教育，让专业教育与品德教育同向同行。智育协同以教学、科研与学科为主导，通过学科专业协同、教学科研融合，把学科和专业中密切相关的课程、师资、平台等要素协同起来，充分结合学科人才队伍、实验平台、科研成果等优势为人才培养服务，实现课内与课外协同，跨学科专业交叉培养，科学化研究协同育人，实现学科建设、专业建设和人才培养一体化。

（二）高校外部协同育人

高校外部协同育人主要包括产学研协同育人，即通过政府指导，学校与行业企业、科研院所等进行多方位交流和多样化协作，同时学校与家庭、社会紧密合作，实现家校社协同育人。

1. 产学研协同育人

产学研一体化已经成为高校发展的必然趋势。产学研协同育人是指在政府指导下，高校与行业企业、科研院所等外部相关主体合作培养人才的模式。由政府搭台、高校主导、行业企业和科研院所支持，主动对接区域经济发展需求和产业发展实际，整合各方的人才、资源、信息、技术等要素，通过校政、校企、校所、校际等途径，充分利用和发挥学校与行业企业、科研院所等多种不同教学环境和教学资源在人才培养方面的优势，将高校的教学过程与生产实践、科学研究过程紧密结合，共同建立教、学、做、研一体的培养模式，形成教学与生产、科研相互融合的良好局面，培养学生的实践能力、创新思维能力，既提升学校的人才培养质量、科技创新水平与社会服务能力，又助力行业企业创新发展，推动教育发展和行业企业发展齐步前进，实现互惠共赢的目标。

2. 家校社协同育人

家庭是人发育、成长、生存的首要基地，学校是传承文化、培养人才的主要平台，社会是人谋生发展、相互交往的基本环境，积极发挥高校自身在协同育人中的主导作用，同时充分利用社会、家庭等力量，学校教育、家庭教育、社会教育之间相互协调和紧密合作，形成高校主导、家庭辅导、社会引导的强大合力，共同搭建协同育人的资源平台和运行机制，以良好的学校环境、家庭氛围、社会风气助力学生健康成长。加强家校沟通，通过家校互动机制，推动高校与家庭之间的交流沟通，并有效调动和发挥家长在人才培养中的独特作用。加强高校与社会的合作，统筹社会各界的育人资源，合力营造高校教育的良好社会氛围，传播正能量。

二、"和合"思想协同育人的运行机制

协同育人模式在实施过程中各育人要素的运行是否合理直接决定着人才培养的质量和水平。目前，高校协同育人在机制上还存在一些问题：组织机构之间、学科之间、专业之间、学科与专业之间、教学与科研之间界限分明，难以真正做到资源共享和为学生

提供跨学科、跨专业的教育培养；高校与企业、科研院所由于机构不同、机制不畅等原因，导致在协同合作上存在诸多困难。协同育人工作是一项系统工程，需要高校内部各部门之间、高校之间、高校与人才培养相关体之间广泛协同合作，更需要用有效的机制来维系开展，只有建立创新的、协同的机制体制，才能真正实现"协同"，突破和超越传统培养模式的育人效果。

"新时代高教四十条"指出，要"构建全方位全过程深融合的协同育人新机制"。教育部办公厅《关于实施一流本科专业建设"双万计划"的通知》中指出，"不断完善协同育人和实践教学机制。积极集聚优质教育资源，优化人才培养机制，着力推进与政府部门、企事业单位合作办学、合作育人、合作就业、合作发展，强化实践教学，不断提升人才培养的目标达成度和社会满意度"。协同育人的机制关键是整合教育功能，优化运行方式，高校应打破其内部以及外部的体制机制壁垒，促进育人要素在教育主体间的自由流动和在教育链上的有效聚集，提升人才培养质量。

在"和合"思想指导下，在校内层面，打破校内部门、院系、学科、专业等的壁垒；在校外层面，建立跨界制度，打破学校与社会之间的围墙，建立培养目标协同、教师队伍协同、资源协同共享、管理协同的全流程协同育人机制，实现协同育人。

（一）培养目标协同机制

建立与社会用人部门合作更加紧密的人才培养机制，在人才培养方案的制订环节，建立多方参与、协商一致的培养方案设计机制，及时了解国家政策、行业导向及社会对人才的需求，广泛征求各方意见和建议，与相关部门联合制订人才培养标准，确定与学校办学宗旨和行业发展目标相一致的培养目标，完善人才培养方案，构建相关的主干课程与实践教学体系，使课程设置符合行业发展需要，使学生所学充分体现社会所需。在人才培养的实施过程中，建立各方既分工负责，又彼此相互配合的人才培养机制，共同参与培养工作，推动高校形成就业与招生计划、人才培养的联动机制，实现人才培养和社会需求无缝衔接。

（二）教师队伍协同机制

百年大计，教育为本，教育大计，教师为本。协同育人教师队伍协同包括高校内部教师队伍协同和校内外教师队伍协同，统筹专兼职教师队伍建设，促进双向交流，提高实践教学水平。校内师资队伍是人才培养的基本力量，实施人才强校战略，优化顶层设计，改革人才管理体制机制，建立"外引内培"机制，坚持引育并举、固本培元，实施高层次人才引进计划，广纳人才；实施校内各类人才培养计划，提高教师的教学水平、科研创新和社会服务能力；建立教学和科研互通的用人机制，调动教学、科研人员的积极性和创造性，促进多学科师资融合，建设多学科交叉的高素质师资队伍。

"双师型"师资队伍是协同育人的保障，统筹专兼职教师队伍建设，建立实践导师聘任制，聘用行业企业具有丰富实践经验的专业人才担任兼职教师，为学生提供实践指导；建立教师到企业实践的管理制度，选派优秀教师深入企业进行挂职锻炼，鼓励教师增加实践经历，参与产业化项目，促进人才在高校与行业企业之间的流动与共享，形成实践育人合力，建设高水平的"双师型"师资队伍。

（三）资源协同共享机制

协同育人是知识经济时代高校发展的必然趋势，资源共享成为一种有效的推动力，使得高校内部以及高校与行业企业之间优势互补，办学资源按照协同人才培养的内在规律实现无障碍流动，实现资源共享整体利益最大化，达到资源配置的最大效率，对高校与行业协同发展具有重要的意义。

遵循互惠共赢的发展理念，搭建资源共享平台，建立先进高效、开放共享的资源共享模式，通过对现有的资源进行整合，进一步建设和拓展其功能，实现资源的优化配置和共享，为协同育人提供强有力的保障和平台支撑。组建产学研联盟，建立政府指导、行业引领、产学研协同的管理体制和资源共享、协同合作的机制，促进创新资源配置和创新要素流动，推动将社会优质教育资源转化为教育教学资源和内容，利用各方的技术资源、创新平台和教育环境等，在人才培养、科技攻关、成果转化等方面开展深度融合，提高协同创新和协同育人成效。组建教育联盟，建立校际资源开放共享机制，推行课程互选、专业互通、学分互认、论文互评等举措，借助高校之间的共享平台联合培养学生。

（四）管理协同机制

协同育人是一项系统工程，教育主体众多，校内教育主体包括学校、职能部门、院系等，教育者包括教师、管理人员和学生等；校外教育主体包括政府、行业企业、科研院所以及家庭、社会等，需要打破条块分割、各自为政的管理体制，加强多个主体之间协同，实行育人工作整体联动方式。

建立集学校、职能部门、院系等于一体的多层级管理体制和多部门联动机制，通过学校内部各部门的协同以及教育者的协同，学校内部各部门、院系之间通力合作、整合资源、协同教育；教育者队伍中，建立教师、辅导员、管理服务者和学生的协同机制，进行多渠道、多方位的协同，使育人资源得到充分发挥，育人工作整体更为有序，育人效果得到最大化体现。

建立高校产学研协同育人的组织领导机构，推动相关部门与高校搭建对接平台，统一协调产学研合作方面的工作，确保不同主体之间既科学分工、各负其责，又有机统一，对人才培养进行协同管理，培养真正适应经济社会发展需要的高素质专门人才。

第四节　"和合"思想协同育人在中药学科中的教育资源与质量保障

一、"和合"思想协同育人的教育资源

教育资源是为教育教学有效开展提供的各种可被利用的条件。从广义上来讲，教育资源指在教育教学过程中被教学者利用的一切要素，包括支撑教学、为教学服务的人、财、物、信息等。在"和合"思想指导下，建立资源共享机制，教师队伍资源、课程和教材资源、信息化教学资源、实践平台资源等统筹、融合发展，协同推进，联合起来即构成育人资源，为开展协同育人提供保障。

（一）教师队伍资源

人才是第一资源，教师是学校的第一资本，是最重要、最有潜力的教育资源。"教师是人类灵魂的工程师，是人类文明的传承者。教师承载着传播知识、传播思想、传播真理，塑造灵魂、塑造生命、塑造新人的时代重任"，体现了教师的重要职责。"善之本在教，教之本在师""师者，所以传道授业解惑也"，教师作为教学主导者对人才培养质量的优劣起到至关重要的作用。协同育人的教师队伍由高校专任教师和协同单位兼职教师组成，在"和合"思想指导下，整合校内外优质师资资源，建设一支师德高尚、业务精湛、结构合理、充满活力的高水平"双师型"师资队伍，为开展中药学协同育人提供智库保障。

（二）课程和教材资源

课程和教材是体现教学内容和教学方法的知识载体，是开展教学活动的基本工具，是提高教学水平和人才培养质量的重要保障。2019 年 10 月，教育部出台《关于一流本科课程建设的实施意见》（教高〔2019〕8 号），全面开展一流本科课程建设。以建设一流课程为目标，树立课程建设新理念，积极开发并合理利用校内外各种课程资源，改革创新中药学课程体系，推进课程思政和课堂创新"金课"计划，建设具有宽泛性、交叉性和时代性特征的课程，实施科学课程评价，严格课程管理，全面提升课程建设水平，为人才培养提供丰富优质的教学资源和良好的学习环境。

教材是课程教学的主要依据，是学生获得知识的重要来源，教材建设是课程建设的重要内容，是进行教学工作和提高教学质量的重要保证，从教材的编写、选择和使用等方面加强教材建设，保障教材的质量。建立编写修订机制，鼓励和支持专业造诣高、教

学经验丰富的专家学者参与教材编写，将新知识、新成果、新技术等融入教材中，教学内容与时俱进，提高教材编写质量；建立教材评审、评价和选用机制，严把教材质量关，保证优质教材进课堂；加强教材研究，实现理论体系向教材体系转化、教材体系向教学体系转化、教学体系向学生的知识体系和价值体系转化，使教材更加体现科学性、前沿性，增强教材的针对性和实效性，充分发挥教材的育人功能。

（三）信息化教学资源

随着互联网技术的普及，如今已是网络化、数字化、信息化时代，信息化教学资源更是高等教育不可或缺的教育资源。2018 年，教育部印发《教育信息化 2.0 行动计划》指出"积极推进'互联网＋教育'，坚持信息技术与教育教学深度融合的核心理念，坚持应用驱动和机制创新的基本方针，建立健全教育信息化可持续发展机制，构建网络化、数字化、智能化、个性化、终身化的教育体系"。顺应互联网时代的教育新变化，积极推进中药学优质网络课程资源库和信息化教学平台的建设，建设慕课（MOOC）等在线开放课程，创新网络教学模式，建立数字图书馆和虚拟仿真实验室，促进优质教育资源普及共享。

（四）实践平台资源

实践平台资源主要包括实验室、实践基地等，既是开展科学研究的平台，又是开展实践教学、培养学生实践创新能力的重要平台，是实践育人的重要载体。教育部《关于进一步加强高校实践育人工作的若干意见》指出，要"加强实验室、实习实训基地、实践教学共享平台建设，依托现有资源，重点建设一批国家级实验教学示范中心、国家大学生校外实践教育基地和高职实训基地。各高校要努力建设教学与科研紧密结合、学校与社会密切合作的实践教学基地""基地建设可采取校所合作、校企联合、学校引进等方式"。在"和合"思想指导下，通过高校内部实验室开放共享以及与行业企业、科研院所等共建共享实践基地、创新平台等多途径，建设功能集约、资源共享、开放充分、运作高效的实践平台，为开展中药学实验实践教学提供重要保障。

建立教学、科研实验室一体化建设模式，优化整合实验室资源，依托学科重点实验室、科研平台，搭建学生实验教学、科研训练与创新实践平台，促进优质实验资源、仪器设备的开放共享，为本科生参与科研创造条件并给予指导，推动学生早进课题、早进实验室、早进团队，满足学生开展课内、课外实验以及科研创新活动等的需求。

综合运用校内外资源，加大合作力度，推动学校与行业企业、科研院所、大学科技园等共建共享实验室、实习基地、科创基地等，建立合作共赢、开放共享的实践育人机制，为学生实习实践以及创新创业等提供支撑和服务，提高协同育人的成效，同时学校为企业产品研发和技术革新提供支持，实现互利共赢的效应。

二、"和合"思想协同育人的质量保障

质量是教育的生命线，"十年树人，百年树木"，质量保障体系是人才培养模式的重要支撑。教育部高度重视高等院校教育质量保障体系的建设，《国家中长期教育改革和发展规划纲要（2010—2020 年）》提出，"把提高质量作为教育改革发展的核心任务。树立科学的质量观，把促进人的全面发展、适应社会需要作为衡量教育质量的根本标准""制定教育质量国家标准，建立健全教育质量保障体系"。

在"和合"思想指导下，以培养目标和社会需求为依据，建立内部质量保证和外部质量监控相结合的中医药高等教育质量保障体系。内部质量保证体系通过学校内部的质量管理，提高教育质量和人才培养质量，是教育质量保障体系的基础；外部质量监控体系通过全方位、多角度汇集政府、社会、行业企业等对高校人才培养质量的评价信息，有利于学校不断改进和完善，是质量保障体系的关键，两者相互融合，形成一个不可分割的共同体。通过内部质量保证与外部质量监控，学校内部评价与政府、社会评价的融合，以及人才培养信息反馈机制，进一步促进学校内部建设与外部发展的统一，使教育教学和人才培养的改革、建设与发展进入社会的大循环，推动课程体系、教学内容、教学方法和手段现代化，促进人才培养与社会需求的统一，使人才培养适应经济建设和医药卫生事业发展的需要。

（一）内部质量保证体系

内部质量保证体系包括评教、评学、评管"三位一体"，以评教为主，评教和评学、评管三者有机结合，既全面评价又有侧重、导向，为协同育人模式实施状况提供最直接的评价依据。

1. 教学质量评价

教学质量评价简称评教，是指对教师教学质量进行评价，通过学生、教师、督导、同行等，建立学生反馈、教师自评、督导评价、同行评价等多维评教系统，根据评价指标内容对教师的教学质量进行综合评价，包括课堂教学质量评价和实践教学质量评价。

课堂教学是中药学教学过程中的主要环节，教学质量决定着人才培养质量。课堂教学质量评价以教师的课堂教学为研究对象，依据一定方法和标准对教与学的过程及效果做出客观的评价和判断，课堂教学质量评价指标包括教育思想、教学态度、教学内容、教学方法、教学效果、教书育人等。学生作为参与教学活动的主体，对教师的教学质量最有发言权，学生评教通过学生系统收集教师在教学过程中的表现情况，对教师的教学活动做出判断，评价指标包括教书育人、教学环节、教学内容、教学方法、教学形式、教学素质、教学效果等方面；督导评价指标包括教育思想、教学内容、教学方法、教学态度和教学能力等方面，可较广泛、深入地对教师的教学工作进行评价；院（部）评价包括同行和管理人员评价，评价指标包括教育思想、教学态度、教学内容、教学方法和

教学效果等。通过课堂教学评价，发挥评价对教与学的反馈、促进和激励作用，有助于调动教师教书育人的积极性，促进教师进行教学改革，提高教学水平和质量。

实践教学是培养学生实践能力、创新能力和批判性思维的重要环节，不仅要求教师具有传授理论知识的能力，还要求教师能有效组织实验实践活动，充分发挥学生的积极性，引导学生正确完成所要求的实践教学任务。实践教学质量评价的内容体现了教学活动的实际效果，根据影响实践教学质量的因素，以实验教学态度、教学内容、教学方法、教学组织、教学效果等作为实践教学质量评价体系的主要指标，可较全面地反映实践教学过程，较客观地评价教师的教学能力和水平。通过实践教学评价，有助于促进实验教学改革，提高实验教学质量；推进实验室建设，实现实验室科学化、规范化管理。

2. 学习质量评价

学习质量评价简称评学，是对学生学习质量进行评价，是评价体系的重要组成部分，及时了解学生的学习状态和学习效果是人才培养的客观依据。通过多元化的评价主体、多维度的评价指标以及多样化的评价方法，对学生学习质量进行综合评价。评价主体包括教师、辅导员、教学管理人员和学生本人自评，在协同育人过程中，企业、科研院所等重要参与方，对学生参与实践活动过程中的表现等进行评价，校内外协同评价更全面。评学指标包括学生的思想素质、身心素质、专业素质、人文素质、实践能力、创新能力、职业素质等方面，使评价内容更完整。评价方法包括定性和定量相结合、形成性和终结性相结合等方法，使评价结构更客观。通过评学，能了解学生的学习态度和效果、知识技能的掌握程度等，有助于促进学生学习观念和学习行为的转变，提升学生的自主学习能力；同时评学还能反映教师的教学质量，促进教师教学观念的改变以及教学内容和方法的改进，评教和评学互相制约、互相促进，两者相得益彰，达到教学相长，实现"以评促学、以评促改，重在提高"的目标。

3. 教学管理评价

教学管理评价简称评管，是对教学管理过程及其内容进行评价，教学管理是学校培养人才和教育教学质量的重要保障。教学管理评价是一项整体评价，既包括水平评价，又包括认可性评价，还有单项工作评价，如学科、课程、专业及各层次教学管理工作评价等。根据教育部《普通高等学校本科教学工作水平评估方案》的要求，结合高校教学管理工作，教学管理质量评价指标包括教学管理基础（管理机构、管理队伍、管理手段）、教学管理状态（教学改革、计划管理、运行管理、质量管理、基本建设管理、评价后教学管理规范化建设等）和教学管理效果（特色成果、获奖成果）等方面。通过教学管理评价，有助于提升教学管理水平，推进全员质量管理，全面落实人才培养质量。

（二）外部质量监控体系

外部质量监控体系是内部质量保证系统的必要条件，包括政府评估、社会评估、同行评估、媒体评估以及第三方评估等。政府评估、同行评估提供教育教学综合水平评价结果，社会评估提供学生培养质量的评价，媒体评估提供教育教学整体水平的通识判断，第三方评估为学校提供行业之间的对比。

1. 政府评估

政府评估是通过制度化的检测监控和周期性的检查评估，对学校教育教学质量进行质量评估，同时政府对学校的办学方向、培养目标、办学模式起导向作用。政府评估包括两个方面，一是教育主管部门评估，教育部、教育厅负责制定评估的方针、政策，组织专家对高等学校进行本科教学水平评估，包括学科评估、专业评估、精品课程评估以及教材评估等；二是行业行政部门评估，国家、地方中医药管理局负责制定行业法规和质量标准，参与本科教学水平评估工作。通过政府评估，多方收集社会用人单位对人才培养与使用的建议，重点监控学校的办学指导思想、目标、方向、效益、管理体制和人才培养模式、人才的适应性等，提供符合社会需求的人才培养指导性意见。

2. 社会评估

社会评估包括学生家长、毕业生、用人单位和产学研合作机构等在内的社会公众对人才培养质量的评估。毕业生质量高低反映了教育教学质量，影响招生和就业，为此建立中药学专业毕业生质量评价体系和毕业生质量跟踪调查制度，基本内容包括毕业生就业情况分析、毕业生社会满意度调查与分析等。通过与毕业生和用人单位保持联系，与学生家长进行沟通，对毕业生的工作表现和实际能力进行跟踪调查，主动了解、收集用人单位对毕业生的评价以及社会对人才培养质量和学校教育教学工作的意见与建议，学校根据反馈的意见和建议修订及完善人才培养方案，建立新的人才培养标准，进一步加强协同育人工作，以适应社会对人才的需求。

3. 同行评估

同行评估指国内外同行专家，依据相关的标准对学校的教育教学、科研等工作进行外部评议和评估。

4. 媒体评估

通过新闻媒体、舆论调查、民意测验等了解民众对学校教育质量的看法和评价意见，从而有利于教育教学工作的改进。

5. 第三方评估

由高等教育评估中介机构等第三方依据相关的程序和标准对高校进行独立、客观、公正的质量评估，形成对高等院校人才培养质量的判断。

上述综合评价和评估构成一个完整的"内外结合，共评共管"的教育质量保障体系，可对中医药高等教育全过程进行评价，保障教育质量和人才培养质量，为学校教育教学提供决策依据。

第四章

"和合"思想与思政教育实践

第一节　中医药高等院校思政教育概述

一、高等院校思政教育的内涵

高等院校思想政治教育，是指高等院校思想政治教育的工作者通过科学的思想政治教育理论，针对学生实施有计划、有目的、有组织的影响，从而能够使他们树立起新时期社会主义共同理想以及崇高信念的一种实践活动。

党的十八大以来，以习近平同志为核心的党中央高度重视思想政治教育工作。习近平总书记更是在全国高校思想政治会议上对新时代思想政治教育做出了根本界定和详细阐述，为新时代开展思想政治教育指明了方向。习总书记在会上强调，"高校思想政治工作关系高校培养什么样的人、如何培养人以及为谁培养人这个根本问题"，即思想政治教育最核心的使命是"铸魂育人"。

在党的十九大报告中指出："社会主义核心价值观是当代中国精神的集中体现，凝结着全体人民共同的价值追求。"社会主义核心价值观的内核力和聚焦点充分体现了社会主义意识形态的特点和本质。习近平总书记提出"要把社会主义核心价值观贯穿于高校办学育人全过程，用社会主义核心价值观引领知识教育、引领师德建设"。高等院校应响应总书记号召，充分把握思想政治教育的特点，遵循思想政治教育的客观规律，以保证思想政治教育的有效性。

其一，高校思想政治教育工作要以人为本。正如习近平总书记所说，"思想政治教育工作从根本上说是做人的工作"，我国高校的立身之本在于立德树人。学生是高校思政教育工作的对象和主体，要始终坚持"尊重人、关心人、发展人"这一以人为本的理念，始终把学生的发展放在思想政治教育工作的首位。

其二，高校思想政治教育需要理论与实践相结合。高校学生一般年满18周岁，在法律上具备完全行为能力，且正处在急于强调自我意识的阶段，因此高校思想政治教育工作不同于基础教育阶段的思想政治教育，其要求思想政治教育工作者在教育的过程中不仅仅是理论宣讲，而且要注重理论教育与实践操作相结合，引导学生"认识、实践、再认识、再实践"。

其三，高校思想政治教育工作需要与时俱进。习近平指出，"做好高校思想政治工作，要因事而化、因时而进、因势而新"。从政治角度来说，高校思想政治教育工作的本质可以看作是通过一系列政治行为和政治活动实现其政治目标的过程。其在不同国家、不同时代、不同政治背景下的内涵一定是有所不同的。高校思想政治教育工作者要与时俱进，善于运用新思想、新方式和新技术，增强思想政治教育的时代性和吸引力。

二、高等院校思政教育面临的问题与对策

中华人民共和国成立以来，中国特色社会主义道路经历了全方位、历史性的重大变化，伴随着时代的变化，我国高等院校思想政治教育也不断地发展变化，经历了具有鲜明特色的多个时期，形成了思政教育的基本经验，也产生了应对不同问题的基本对策。

（一）高等院校思政教育发展历程和基本经验

1. 发展历程

（1）理论确立期：中华人民共和国成立初期，国家教育部门开始着手建设以马克思主义理论为主要内容的思想政治教育。1952 年 10 月，教育部颁发《关于全国高等学校马克思列宁主义、毛泽东思想课程的指示》，明确了国内高校应设置马克思主义、毛泽东思想相关理论课程，且应为公共必修课，并详细规定了上课目录及课时数，该指示不仅强调了政治理论课程的重要性，而且确立了思想政治教育在我国高校中的地位。

（2）理论发展探索期：1956 年，我国基本上完成了社会主义生产资料所有制的改革，新中国迎来了全面建设社会主义发展的新时期。高校思想政治教育伴随着时代变化而不断发展，涌现出一批业务能力强、专业水平高、思想政治素质过硬的社会主义合格建设者。在此时期，毛泽东关于学生德智体美全面发展的论述，成为高校思想政治教育的重要理论基础。随后，毛泽东做出《关于正确处理人民内部矛盾的问题》的报告，对高校思想政治教育起到很大的作用，奠定了新时期高校思想政治教育科学的理论基础，成为了社会主义建设阶段高校思想政治教育工作的总纲领。1961 年，中共中央针对广大高校制定实施《教育部直属高等学校暂行工作条例（草案）》（简称《条例》），该《条例》共六十条，明确了高校的思想政治教育工作各阶段的具体任务、目标、内容和方法，保证了我党教育方针的有效贯彻落实。1963 年 3 月 5 日，毛泽东向全国人民发出"向雷锋同志学习"的广大号召，各大高校率先响应，举办了形式多样的学习活动，促进了高校社会主义和共产主义教育，在高校思想政治教育发展过程中形成鲜明特色。但这一时期的中国正处于社会主义建设的探索阶段，缺乏经验，加上国际和国内各种因素的影响，使得高校思想政治教育虽取得了一些成绩，但也走了不少弯路。

（3）理论发展挫折期："文革"时期全盘否定了中华人民共和国成立以来高校思想政治教育工作的发展，彻底丢弃了党在高校思想政治教育发展过程中的宝贵经验，使高校思想政治教育遭受了严重挫折。

在我国高校思想政治教育的挫折期，也曾经出现过两次转机：第一次转机是在周恩来主持工作期间。在他的支持下，国家党刊党报强调了社会主义文化课对培养合格社会主义建设人才的重要性，在这样的社会舆论引导下，各高校逐渐恢复正常的思想政治教育。第二次转机发生在邓小平主持中央日常工作期间，他对包括教育在内的国家各条战线进行了一系列有力的整顿，使得高校重新认识到思想政治教育工作的重要性，纷纷加

强对党的教育方针的学习，高校思想政治教育工作出现了新的转机。

（4）理论快速进步期：党的十一届三中全会将党的工作重点转移到社会主义现代化建设上来，使得党的工作逐步走上正轨，高校思想政治教育工作也走上了新的发展时期。邓小平指出，各高校要吸取历史的经验教训，解放思想，恢复思想政治教育的新局面，并在实践中不断探索思想政治教育工作的新经验，将其提升到一个新的台阶。

针对高校思想政治教育工作发展过程中出现的新问题——强调智育而忽略了思想政治素养的提升，邓小平又针对高校思想政治教育工作提出了新要求，即加强四项基本原则教育，坚持高校思想政治教育正确方向，实现中华民族的四个现代化。

随后，各高校积极响应党的十二大会议的号召，积极开展各种形式的爱国主义教育；国家颁布《关于加强爱国主义宣传教育的意见》，思想品德课程在全国各地高校中发展起来；教育部颁布《高等学校学生守则》（试行草案），对高校思想政治教育起了非常积极的作用；中共十四大召开以来，《爱国主义教育实施纲要》《关于加强社会主义精神文明建设若干重要问题的决议》《关于进一步加强和改进学校德育工作的若干意见》《中国普通高等学校德育大纲》等一系列文件的出台，强调了德育在高校教育中的重要地位；党的十五大会议精神要求，各高校开设《邓小平理论概论》课程，明确邓小平理论"进教材，进课堂，进头脑"的"三进"任务，对高校思想政治教育的内容和形式、方法做出了重大变革。

（5）理论发展创新期：21世纪以来，我国高校进行了一系列的思想政治教育开拓创新。第一，将"三个代表"重要思想编入教材、进入课堂，随后出台的《关于进一步加强和改进高等学校思想政治理论课意见》，对高校思想政治教育进行理论课改革；第二，党的十六届六中全会后，高校思想政治教育树立了以社会主义核心价值观为统领的新向标，更加巩固了马克思主义在高校意识形态领域的指导地位；第三，党的十七大报告中提出以人为本的科学发展观，为高校思想政治教育提供了重要指导，要求高校培养和培育德智体美劳全面发展的社会主义合格建设者和可靠接班人，高校思想政治教育工作形成"以人为本"的新理念；第四，习近平总书记在党的十九大报告中提出，"全党要深刻领会新时代中国特色社会主义思想的精神实质和丰富内涵，在各项工作中全面准确贯彻落实"。这一新思想对高校思想政治教育工作提出了新要求，高校教育者需主动占领思想教育新高地，将党的十九大精神融入教育教学的全过程，用马克思主义的最新研究成果——习近平新时代特色社会主义思想武装新时代青年的头脑；第五，随着社会的不断发展，互联网和各种新媒体的普及，高校思想政治教育的方式和途径不断创新，短视频、公众号等各种贴近生活、贴近大学生的信息传播方式正在使高校思想政治教育工作得到切实发展。

2. 基本经验

纵观新中国建立后我国高等教育思想政治教育的发展历程，不难看出其过程虽曲折艰难，但理论根基越来越牢固，知识结构越来越完善，取得的成就越来越瞩目，为中国特色社会主义社会培养出一批又一批合格的建设者和可靠的接班人。回顾历史，不难看出这些成就的取得得益于我国高校思想政治教育目的逐渐明确、内容的日益丰富和手段的不断创新。

（1）明确高等院校思政教育目标："高校思想政治工作关系高校培养什么样的人、如何培养人以及为谁培养人这个根本问题"。高等院校思政教育发展虽然几经波折，但其目标始终是人的全面发展。实践中不难发现，中国特色社会主义的发展方向才是高校思想政治教育正确的前进方向，中国共产党才是中国高校思想政治教育的真正领导者。无论时代如何发展、国内国际环境如何变化，中国的高校思想政治教育工作都应该是为中国特色社会主义服务，努力培养德智体美劳全面发展的社会主义事业的合格建设者和可靠接班人。

（2）丰富高等院校思政教育内容：从马克思主义到毛泽东思想，从邓小平理论到"三个代表"重要思想，从科学发展观到习近平新时代中国特色社会主义思想，高校思想政治教育始终都紧跟时代变化，遵循时代要求，不断改进和丰富内容。但值得注意的是，在今后的发展中，不论时代如何变化，高校思想政治教育的内容都不能脱离坚持以马克思主义为指导思想的大主题，其内容不仅要反映马克思主义一般原理，更要反映当今时代赋予大学生的使命与责任，积极弘扬时代主旋律。高校思想政治教育要求全国高校持久开展马克思主义理论和中国特色社会主义理论体系学习，做到由浅入深、由外到内、主次清晰、重点突出、整体协调，使高校思政教育的内容具有更加明确的目标指向和价值取向。

（3）创新高等院校思政教育手段：七十年来，我国高校思想政治教育的途径和手段也在不断发展，正在由"思政课程"走向"课程思政"。思想政治教育早已不再停留于思想政治理论课中，它进入了各种专业课程中，在学习专业技能知识的同时对大学生进行思想政治熏陶；它进入了实践劳动环节，在实践中践行理论知识，使思想政治教育内化于心、外化于行；它进入了互联网，主动占领网络宣传新高地，在"互联网＋思政"的模式下，涌现出微课程、短视频、网文等丰富多样的教学方法……这些与时俱进、不断创新的教育手段，既提升了高校思想政治教育的魅力与质量，又让思想政治教育真正做到了贴近生活、贴近实际、贴近大学生。

（二）高等院校思政教育问题与对策

1. 高等院校思政教育工作主体匮乏，需明确并扩大思政教育主体范围

目前，我国高等院校思政教育工作主体包括马克思主义学院的教师以及专职辅导员和兼职班主任群体，他们长期以来活跃在思想政治教育一线，开展了大量的大学生思想政治教育工作。高校大学生在学习思想理论知识过程中，主要依靠马克思学院的任课教师来完成思想政治知识的传授，学生除了思想政治理论课之外，较少有其他学习思想政治理论知识的机会和平台。而处于高校行政体系下的辅导员群体数量有限，学生数量过多，无法一对一地及时了解学生的思想动态，引导学生正确的思想方向。与此同时，学校各级党委主要在学生党员的培养和发展过程中对学生进行思想政治教育，受众对象有一定的局限性。因此,在高校思想政治教育过程中,学校各级党委、思政课授课教师、专职辅导员以及班主任四大主体向学生传播讲解思想政治知识都有各自的局限与不足,教学方式传统,教学渠道单一,缺乏创新性。工作主体匮乏,无法形成对教育工作者教育方式及教育效果的补充和延伸,受教育者不能接受到全面及时的思想政治教育,因此会降低受教育者学习的有效性。这需要新的思想政治教育工作主体介入。所以在课堂教学过程中,应发挥其他学科任课教师的育人功能,鼓励其担起育人责任,这就是我们近年来不断在推进的课程思政。

与此同时,分团委、学生会、班级、团支部、社团等是学生管理工作、育人工作中不可或缺的学生组织,是大学生自我管理、自我服务、自我教育、自我监督的主要组织载体,同样在学生思政教育中发挥着桥梁和纽带作用。

2. 高等院校思政教育过程单向化,需注重双向互动

高校在开展思想政治教育工作时,较为注重尽可能多地向学生灌输思想政治知识,教师以教材为中心,重视知识的讲授,很少听取学生的意见以及对学生可能存在问题的地方做出提问与引导,接收不到学生的课堂反馈。此外,由于全校各年级学生都需开设思想政治理论课,而马克思主义学院的教师不像专业课教师对于各学院各专业的学生十分了解,导致课间或平时思政教师与学生的非正式沟通较少,教师也无法知道学生的上课需求及课程体验。期末采取开卷考试的方式只能得到学生的分数,无法真正了解学生对于思想政治知识的理解程度。教育过程呈现出明显的单向性,缺少教育工作主体与学生的互动以及学生的反馈过程。也没有因人而异地实施分类教育和指导,直接"一锅煮""一刀切",内化效果不明显。这些因素造成了思想政治课上学生抬头率不高、积极性下降等问题。

高等院校思想政治教育,是一个潜移默化的教育过程,思想政治内容从传播者讲授到受教育者完全理解、从外化于行到内化于心也需要一个较长的过程。教育的实践并非像学科教育般的理论化教学,而是借由信息的交互来实现的一种影响性教育,通过积极的价值引导,使受教育者被熏陶出正确的价值观。因此,思想政治教育只有用青年大学生乐于接受的方式传播,才能缩短教育者与受教育者的距离,增强思想政治教育的有效性。在思想政治理论课堂上,教师可以采取"翻转课堂"等新型授课方式,鼓励学生走到讲台前,针对某些思想政治理论或者感兴趣的相关话题提出自己的见解及看法,教师对其点评,提出建议。或者定期将较简单的课程内容交由同学负责,学生提前备课预习,课上为同学们讲解,这同时解决了思政教育工作主体匮乏的问题。通过这种教学方式可以增加授课教师与学生之间的互动,提高学生的课堂参与率,调动学生的积极性,发挥学生的主观能动性,在思维的碰撞之中使学生对思想政治理论有自己的认识,形成自己的见解。除"翻转课堂"外,还可采用表演主题历史剧、开展辩论赛、主题演讲等其他授课形式,教师应鼓励学生参与到课堂教学活动中,融入课堂,让学生自觉主动地"坐到前排来、把头抬起来、提出问题来"。在参与中增强学生对于思想政治内容的理解,提高学生对思想政治课堂的新鲜感与期待感,弥补教师采用传统教学忽视学生反馈、教育过程单向性的缺陷。

3. 高等院校思政教育内容间断化，需增强思政教育内容的连贯性

各高校开展的思想政治理论课因为教学课时有限，教师在上课过程中只能讲解重点内容，而对于部分学习内容会有所简化或者跳过，学生在学习时可能会对衔接不连贯的地方有所疑惑。此外，高校不定期地举办讲座，讲座主办者事先很少和授课教师进行沟通，不知道学生已经掌握了哪些思想政治知识，这使讲座内容与学生已有的思想政治学习基础相脱节，学生学习的思想政治知识不成体系，很难系统掌握思想政治教育内容，没有形成"听懂 – 理解 – 应用"的学习链，久而久之，学生对思想政治知识的理解呈现间断化、碎片化趋势。这种不完善的教育体系在新时代背景下明显达不到思想政治教育的预期育人效果，需要高校思想教育工作者进一步研究如何才能实现思想政治教育知识真正根植于大学生心中，体现于行动上。

高校的思想政治教育应以思想政治理论体系作为支撑，以立德树人为基本原则进行。按照科学的学习方式，受教育者对于知识的学习应该是系统的、有逻辑的、内容脉络清晰的，思想政治知识同样遵循此规律。富有逻辑体系的思想政治知识有助于受教育者理解思想政治相关理论发展历程以及思想政治在历史进程中的突出作用，帮助受教育者深入理解思想政治知识的内涵与外延，将理论融入日常思考与实践中。因此，这需要思想政治教育工作者对思想政治知识内容进行整合更新，及时添加新的内容，如党的十九大最新的理论成果、总书记的重要讲话、国家最新出台的相关政策等，使传统思想政治知识与最新理论成果相结合，增强思想政治理论体系的连贯性，使学生真正理解思想政治内容在当今时代的现实意义，鼓励学生阅读优秀传统文化经典、马列经典，打下思想政治深层次理论基础。同时，思想政治教育工作各主体之间要加强联系，经常沟通教学进度与教学内容，各主体间密切配合，帮助学生构建思想政治思维框架，掌握思想政治理论体系。

4. 思想政治教育途径单一化，需利用互联网拓宽课程教育路径

高校进行思想政治教育的途径大致分为线上、线下两种。当前高校思想政治教育的主要方式是通过课堂讲授思想政治理论课，并以线下授课为主。思想政治课程相较于其他课程来说更加抽象、难以理解，囿于传统的教室进行思想政治教育无法激发学生的学习兴趣，无法使学生有效吸收与理解知识，单一的课堂教学也不能全面地讲解丰富的思想政治内容，这需要另外一种更广阔的平台来弥补学生学习中缺少的知识，也需要一种新的高效的渠道激发学生对于思想政治知识的兴趣。

互联网的蓬勃发展为思想政治教育提供了一条高效的教育路径。在高校开展大学生思想政治教育工作过程中，思想政治教师将侧重点放在课堂教学中，忽视了当前信息化社会网络对于大学生的重要作用。思想政治理论的特点决定了其必须紧跟时代发展，根据社会变化做出相应补充与完善，这需要高校思想政治教育工作者顺应时代发展潮流，避免一味钻研教材而使教学途径与时代发展相脱节。在网络化背景下，各高校可以利用互联网资源，发挥互联网优势，利用 MOOC、超星尔雅、智慧树等大学生网络课程平台进行互动式教学，学生不仅仅可以通过视频学习思想政治知识，还可以随时参与在线答题、在线讨论等，在网络上实现师生互动以及同学间的互动交流，学生的开放性思维得到启发，也会加深学生对思想政治知识的理解。

三、中医药高等院校思政教育的任务

（一）适应中医药高等院校思政教育的需要

一直以来，习近平总书记高度重视高等院校思政教育工作，他关于思想政治教育的一系列重要论述，彰显了其作为一切工作"生命线"的时代价值。中医药院校肩负着为党育新人、为国育英才的重要任务，关乎人民健康和国计民生。思想政治教育是党的思想政治工作在人才培养教育领域的具体体现。中国优秀传统文化蕴含着很多人与自然、人与社会、人与人、人与自身之间平和协调、和谐共生的理念，这成为思想政治教育工作的重要原则，为其提供了与时俱进的时代价值。

中医药高等教育要与时俱进推动思政教育发展。不同事物之间的差异是一个从区分、矛盾到平衡、融合的动态演变过程，在此过程中万物生生不息。这与唯物辩证法中的"否定之否定"规律有着异曲同工之妙。目前国内外形势复杂，信息爆炸且渠道众多，信息质量参差不齐。受此影响，大学生群体的价值取向和思维方式也呈现出多元化的发展态势。因此，中医药高等教育的思想政治教育既要吸收传统教育的优势，又要根据新的形势和不断变化的人文大环境，发现新情况，研究新问题，采用新办法。

中医药高等教育要因材施教，凝聚哲学智慧。我国传统文化历来承认事物是多种的、多样的、多元的，它也承认差异和矛盾存在于一切事物中，并提倡以理性、辩证的态度对待这些差异和矛盾，通过融合与缓解的方式，在差异中寻求共识，而并非表象上的相同和一致，最终达到和谐、共荣的局面。这与马克思主义哲学中矛盾的普遍性原理和主观能动性原理具有一致性。高校学生来自五湖四海，他们的生活条件、成长环境、教育背景、人生阅历各不相同，所形成的"个性"也各不相同，从而行为方式与价值目标也表现出明显的差异。高校思想政治教育亲和力既要遵循个性化和人性化的原则，尊重大学生之间的个体差异，尊重主体追求，符合大学生的心理特点，又要把握思想政治工作的内在规律与和谐统一，使之具备科学性、导向性与稳定性。

（二）落实立德树人根本任务的需要

党的十九大报告指出："要把立德树人的成效作为检验学校一切工作的标准，真正做到以文化人、以德育人，全面贯彻党的教育方针，坚持教育为实现民族复兴服务，为人民服务，培养德智体美劳全面发展的社会主义接班人。"

"立德"即树立德业、树立美好的品德，主要包括三方面内容，即"明大德、守公德、严私德"。一是明大德。大德指社会主义政治品德，即热爱祖国、拥护党的领导、坚定共产主义的理想信念，把中国梦和现代化强国的实现作为毕生信仰，坚持不懈地付出自己的努力并为之奋斗。二是守公德。公德指公民应当遵守的社会品德，是当今时代对于公民的道德规范，以核心价值观为根本，努力构建和谐美好社会。三是严私德。私德指个人的思想品德规范，基本内涵为爱国、敬业、诚信、友善，并自觉规范行为。综上所述，立德就是甘于奉献而明大德，和谐构建而守公德，规范自身而严私德。"树人"即培育人才，培养时代新人，主要包括四方面内容。一是培育有理想的人。这里的理想不仅指个人理想，更重要的是社会理想，最终达到两者的有机统一，更好地实现共产主义的远大理想。二是培育实干的人。实干就是行动，使被培育者不仅具有丰富的理论知识，更重要的是有较强的实践能力，做到知识与实践统一。三是培育有责任感的人。责任感即在面对重大事件时，不仅考虑自己，更重要的是考虑集体与国家的利益，积极主动担当自己的责任。四是培育有创新能力的人。当前，我国正发生日新月异的变化，新时代的中国更需要创新型人才，创新是时代的所需。

"立德"与"树人"是事物紧密联系的两个方面，两者辩证统一、不可分割。简言之，"树人需立德，树人先立德，立德为树人，立德利树人"。自立德树人根本任务提出以来，高校教育始终以此为落脚点并将其融入党提出的教育任务中，以期培养具有良好道德品质、全面发展的建设者与接班人。

在当前素质教育的时代背景下，立德树人根本任务的全面落实成为高校思政教育的核心部分。立德树人是十八大以来，习总书记针对教育工作提出的一个重要概念，其基本内涵主要包括以下几点：一要坚持"立德树人"的培育方向，全面加强党对教育工作的领导；二要把立德树人融入思想道德教育、文化知识教育和社会实践教育等各个环节；三要坚持贯彻中国特色社会主义思想，全面落实立德树人的根本任务；四要以立德树人工作为中心，把思想政治教育工作贯穿于教育教学全过程，实现全员育人、全程育人、全方位育人。

高校应充分认识立德树人的内涵，针对存在的问题采取有效措施，形成良好的立德树人氛围，培养更多社会发展所必需的优秀人才。立德树人的教育工作并非短时间内能够完成，高校应当根据时代要求和实际情况，将立德树人的理念贯彻到具体教育工作中，并且花时间花精力长期坚持，才能更好地推动高校思政教育工作的发展。

中医药高等教育要坚守立德树人的根本价值取向，不断提升学生的思想政治素质。要积极引导学生正确认识世界和中国发展大势，中国特色具有时代责任和历史使命，要增强学生在复杂的国际国内环境中辨明方向、看清趋势、把握未来的能力，自觉将个人的理想追求融入国家和民族的事业中，把远大抱负落实到实际行动中，勇做走在时代前列的奋进者、开拓者。新时代背景下，"立德树人"所赋予的内涵和意义就是要在继承中华优秀传统文化的基础上，以社会主义核心价值观为宗旨，以习近平新时代中国特色社会主义思想为指引，培育有理想、有担当、有道德，同时还要敢于有梦、勇于追梦、勤于圆梦，为实现中华民族的伟大复兴而不懈奋斗的社会主义建设者和接班人。

中医药高等教育要充分借鉴中华民族优秀传统文化，逐步形成拥有丰富内涵的传统价值体系。中国优秀传统文化中所蕴含的协调、协同、合作等理念，与习近平总书记在全国高校思想政治工作会议上提出的"三全育人"要求相一致。习近平总书记提出，高校应当将立德树人工作当成各项工作的中心，在开展思政教育工作过程中贯穿立德树人的理念，确保能够实现"全员育人、全程育人、全方位育人"这一要求。目前，中医药高等教育思想政治教育存在重视程度不够、创新动力不足、管理方式陈旧等问题。思想政治教育涉及面广，要寻求破局，仅仅依靠马克思主义学院和学生工作干部是完全不够的，需要教学、科研、行政等多方配合，密切互通、全员联动、同步推进，才能保证中医药思想政治教育工作的畅通高效、运行有序，真正形成"三全育人"的高校思想政治教育工作体系。

（三）适应中医药人才培养的需要

中医药高等教育既符合现今教育的特点，又具有自身鲜明的特色。因此其思政教育在人才培养中既发挥着一般思想政治教育的作用，又要紧贴社会主义新时代对中医药人才的培养要求。

1. 中医药人才需要具备较高的思想政治素质

所谓"大医"，不仅要"精于术"，更要"仁于心、诚于道"。对于道与术的共同高标准，正是传统中医药文化对习医药者提出的严格要求。医道是"至精至微之事"，习医药之人必须"博极医源，精勤不倦"，但卓越的专业能力只是成为"大医"的充分条件。凡大医者，以"见彼苦恼，若己有之"感同身受的心，策发"大慈恻隐之心"，进而发愿立誓"普救含灵之苦"，且不得"自逞俊快，邀射名誉""恃己所长，经略财物"，正说明了具有高山仰止的品德修养才是成为"大医"的必要条件。当代大学生成长于物质相对丰富的年代，缺乏对物质贫乏、艰难困苦的认识。同时他们生活在一个挑战与机遇并存的社会主义新时代，具有强烈的进取心和竞争意识。他们习惯于接受网络信息，通过新媒体解决生活中的难题与困惑，但缺少对海量信息正确分辨的能力。他们有着新时代青年的思想与冲动，但也存在着批判与消极冷漠并存状态。同时由于时代环境和教育对象的改变，思想政治教育也发生着深刻的变化，随着中国特色社会主义进入新时代，实现中华民族伟大复兴的中国梦和建设社会主义现代化强国是新一代青年人应当树立的远大理想。新时代中医药高等教育事业，要将"立德树人"的教育思想与"大医精诚"的价值观相融合，贯穿于中医药人才培养的全过程。

2. 中医药人才需要具备较强的人文精神

人文学科是集中表现人文精神的知识教育体系，它关注的是人类价值和精神表现。也有将人文精神等同于人文的思想，"所谓人文的思想即指对人性、人伦、人道、人格、人之文化及其历史之存在与其价值，愿意全幅加以肯定尊重"。中医药文化的传统，是传承中医药人对人的尊严、人格、人的价值的尊重和关切，即包括人们的自尊、对理想人格的追求和对病患人员的尊重。所以中医药文化的人文精神以尊重生命、维护健康、救死扶伤为基础，包括以病人为中心、尊重人固有的健康权利、遵守医学职业道德等内容。近代以来，因物理、化学、生物技术等科技的飞速发展，传统中医药发展很快，先进的医疗仪器层出不穷，不断更新换代，科学的中医药理念取代了科学性与人文性兼容的中医药学概念，中医药学教育中的人文教育逐渐边缘化。

加强中医药人文教育，树立人文精神是中医药高等教育的本质要求。中医药高校思想政治教育的开展有助于中医药专业学生人文精神的树立。在思想政治教育实践过程中要有意识地将马克思主义信仰、社会主义共同理想、社会主义核心价值观的引导与学生人文精神引导有机融合，加速学生人文知识的内化过程，从而树立强大的人文精神。

3. 中医药专业人才需要具备较强的职业道德素质

高校思想政治教育致力于培养学生树立坚定的信仰和远大理想，将实现自我价值和社会价值有机结合起来。中医药专业的学生不仅要树立共产主义、社会主义的理想信念，还要树立牢固的职业理想信念。理想信念教育的目标不能依赖于平时的谈话和课堂授课来实现，对于学生来说，树立信仰是一个复杂的心理和思想斗争的过程，要有长期的全方位的影响方能巩固信仰根基。中医药专业学生学业繁重，涉及学科较多，复杂的职业体验可能给学生带来迷茫和困惑，同时对于职业较高的预期会让他们产生消极悲观的情绪和职业恐惧。因此，在专业培养的同时，更应当注重培养学生尊重生命、热爱工作的职业道德素质。树立职业信仰也包括正确生命观的确立，中医药专业学生未来将从事与人民的生命健康相关的工作，生命教育意义十分关键。在生命教育过程中，应当引导学生既要尊重自己的生命，也要尊重他人的生命，在珍视自己生命的同时，不应当轻贱他人生命，应当努力在科研学术上有所成就，为人民健康提供更好的服务。在中医药专业学生的生命教育中不仅要有对生命积极态度的教育，还要有对死亡正确态度的教育，并强调死亡尊严的教育，这有利于中医药专业学生在职业生涯中健康成长，并能够自觉尊重患者的生命和意愿，实现对人的终极关怀。

第二节　"和合"思想融入思政教育中的路径

古人云："学医者必先认阴阳。"《黄帝内经》作为古代中医系统理论的中枢，是在先秦哲学的指导下，汲取儒家、道家和阴阳学说的人文精华梳理而成。医乃仁术，中医药的钻研和学习，从来就是与丰富的人文素养积累、深厚的传统文化氛围结合在一起的。中医药是我国优秀传统文化的瑰宝，历数千年而不衰，其独特的诊疗方法、系统的理论体系和内在的科学价值迄今为世人所敬仰。与西方医学不同，中医药学不是纯粹意义上的生物医药学科，而是集自然科学、人文科学、哲学于一体的社会文化学科。中医药理论的建立离不开中国传统文化的支撑。"和合"思想突出体现了"以人为本"的精神实质，其"天人合一""和而不同""有容乃大"等思想，为中医药专门人才的培养模式提供了珍贵的价值原则和辩证的思维方法，既是一种宝贵的文化资源，也是一种独特的中国智慧。

一、"和合"思想与思政教育融合的必要性

毋庸置疑，"和合"思想在促进高等教育发展、立足传统加强合作创新、构建中医药人才协同育人培养模式方面，具有重要的时代价值，挖掘"和合"思想的文化特质与精神内核，正确理解和大力弘扬中华民族"和合"文化，具有十分重要的指导意义。高校思想政治教育工作的开展离不开浓厚文化底蕴的支持，大力汲取"和合"思想中的优秀内涵和积极因素对思政工作的有效开展具有重要意义。"和合"思想中的和合，既有世界"和合大同"的理想，也有人际和谐、社会和谐的体现。例如在处理人与自然关系方面，"和合"思想强调和谐共处、和合交融；在处理个人自身发展方面，"和合"思想提倡扬长避短、相对独立、顺应环境等。在运用"和合"思想的过程中，要辩证地使其积极正面的思想内核为我们所用，对思想政治教育的顺利开展起到积极的引领作用。

受传统教育思想的影响，人们更多的是关注学生的中医药专业素质教育，而对思想政治教育在学习中的地位和作用的认识却相对不足。随着国际国内形势的深刻变化，中医药专业学生的思想政治教育面临着严峻挑战。在大量西方文化思潮和价值观念的冲击下，一些大学生存在不同程度的职业信仰迷茫、理想信念模糊、价值取向扭曲、诚信意识淡薄、社会责任感缺乏、艰苦奋斗精神淡化、团结协作观念较差、心理素质欠佳等问题，与我们预设的培养基础宽厚、医术精湛、医德高尚、富于人文情怀的中医药人才的培养目标相距甚远。与此同时，国际上对中医药的效果存在着一定程度上的怀疑和"误读"，加之紧张的医患关系以及社会普遍关注的"医德医风"等问题，都对中医药高等院校的思政工作提出了新的要求。

(一) 思想政治教育环境的不断变化需要"和合"思想作为指导

在思想政治教育过程中，天人关系是一个无法回避的命题。在天人关系的思想内涵中，天，即环境。要在环境与人之间实现和合，在处理两者的关系时，要紧跟环境变化、顺应自然规律、因地制宜。例如，社会大环境与思想政治教育工作者的关系、与受教育者的关系；学校与学生的关系；新的思想政治教育平台与受教育者之间的关系等。其特点不可避免地因社会发展和时代变迁而发生变化，高校的思想政治教育实践必然会遇到新的挑战。

与此同时，现代科学技术的发展对高校思政工作也提出了新的命题。加强学生思想政治教育的网络建设，把传统教育途径与新媒体等教育渠道有机地融合在一起是把握其时代性的根本出路。《关于进一步加强和改进大学生思想政治教育的意见》中明确强调："主动占领网络思想政治教育新阵地，要让网络成为教育工作者的工具，发挥其弘扬主旋律、开展思想政治教育的积极作用。"因此，聚焦学生思想政治教育网络化研究刻不容缓，要结合理论与实际，构建大学生网络思想政治教育的新模式，形成线上与线下相

结合的思政工作运行机制。一方面，高校思想政治教育主阵地的建设中包括弘扬社会主义主流价值观，在思想政治教育的网络文化建设中发挥中国特色社会主义先进文化的作用；另一方面，要提高受教育者在网络中的主体自觉与自律，营造健康的网络环境。在新的社会环境下努力处理新的思想政治教育实践环境平台与思想政治教育实践者之间的关系，思想政治教育工作者要在信息化的背景下不断改进其方式与方法，展现思想政治教育的时代性。

（二）思想政治教育主体和客体关系的复杂性需要"和合"思想作为保障

除环境与人的关系外，人与人之间的关系是"和合"思想的另一重要内容。在思想政治教育中，处理人与人之间的关系主要指的是处理思想政治教育工作者与受教育者之间的关系。过去思想政治教育工作者的工作多为"塑造"，在当前时代背景下，教育工作者要转变教育理念，变"塑造"为"引导"，要更加注重被培养对象的个性与特点培养，以适应社会转型时期对创新人才的要求，既不可忽视教师的主导作用，也不可轻视学生的主体作用。"和合"思想对此提出的要求是和而不同，共同发展，就是要全面了解思想政治教育受教育者身心发展的特点，掌握在当前背景下受教育者身心发展的规律，这是保证思想政治教育有效性的基础。

当代青年学生最为突出的特点是个性鲜明，网络文化、多元文化对他们的思想观念、生活方式产生了极大的影响，并使其世界观、人生观、价值观在一定程度上呈现出多元化倾向。在面对个性鲜明，复杂多样的学生对象时，高校思想政治教育工作者必须对当前时代背景下受教育者的个性与需求有清晰的认识和了解，否则就会形成"代沟"，使教育工作受阻，直接影响教育质量。因此，思想政治教育工作者必须直面社会现实、重视学生思想实际，解答学生的问题困惑，这要求教育工作者贴近学生的日常，倾听学生的心声，剖析学生的真实想法，确保与学生的顺畅沟通，平等民主交流，了解关心学生的实际情况，加强教育的针对性。

新形势下，为了有效开展思想政治教育工作，受教育者意识形态和身心健康发展同样需要关注，要重视受教育者的情感、意志、兴趣等个性素质的特点及变化。要重视思想政治教育的针对性，使学生建立积极正面的世界观、人生观、价值观，让思想政治教育和专业生存教育并驾齐驱。

（三）思想政治教育的创新需要"和合"思想为引领

与源远流长的其他传统文化思想一样，"和合"思想也是在中华民族的发展过程中经过不断积淀、延伸和发展而形成的，带有过往不同社会形态和各个历史时期的烙印。在新时代背景下，要将"和合"思想融入思想政治教育实践，就必须科学辩证地面对"和合"思想的整体文化系统，将"和合"思想作为思想政治教育创新的引领。

1. 要回归初心

教育的初心就是培养大写的人、舒展的人、全面发展的人，使人的生命通过教育而更加情韵悠长、光明磊落。教育的初心，就是鲁迅所说的"立人之事业"，就是雅斯贝尔斯所说的"教育是人的灵魂的教育，而非理性知识的堆积"。教育的初心应该是具有人类终极关怀的有信仰的教育，它的使命是给予并塑造学生的终极价值，使学生成为有灵魂、有信仰的人，而不只是单单成为具有一定特长的准职业者。不能否认专业知识教育的重要意义，但教育不能只关注学生的智力因素，否则我们就会背离教育初心，违背教育规律。我们要深化对教育本质和功能的认识，遵循教育规律，回归教育初心，把促进学生的德行成长和全面而有个性的发展作为办学的出发点及归宿。

2. 要回归生命

教育面对的是一个个独立的生命体，作为成长中的人，他们有强烈的情感渴求。中医药思想政治教育不能用工业生产流水线上的标准来设计学生的生长过程，应该允许每一个学生的成长经历都具有他个人生命生长的特质，应该对每一个学生给予最适合的教育和个性化的帮助。我们应该为学生做的只有两件事：一是指明方向，二是提供动力。学生有了方向，有了动力，才会有责任和担当。

3. 要回归时代

传统教育观念中，中医药教育就是培养中医药专门人才的基地，"专才培养"的成功与否似乎成为了此类院校办学效果好坏与否的唯一标准。在应试教育的大背景下，传统中医药人才培养模式以书本、课堂、实习为中心，以"灌输式"教育方式为主导，强调专业对口，而缺少了协同育人的环节，缺少了综合素质的培养；强调理论积累，缺少了科研实践；强调共性管理，缺少个性发挥。这种人才培养模式培养出的部分学生存在着知识结构单一、专业面向较窄、创新意识不强、动手能力较差、职业素质不高、适应能力较弱等不足，严重影响了中医药事业人才梯队建设的发展。所以在中国特色社会主义进入新时代的今天，如何在求本中寻求志远，获取前沿知识，培养全面发展的中医药人才是我们的重要课题。

二、"和合"思想融入思政教育协同育人路径的探索

基于"和合"思想下的中医药思政教育协同育人的基本思路，就是要坚持"以学生为本"的工作理念，以服务学生成长成才为根本宗旨，以提升学生的综合素质为主线，有效串联第一课堂与第二、第三课堂。既要"求本"，要继承"医本仁术"的大爱精神和"神农尝百草"的实践精神，又要"远志"，要弘扬"天人合一"的和谐发展精神和"兼收并蓄"的包容创新精神。要引导学生全情投入，热爱中医药事业；重视研究探索方法，培养学生科研能力；立足实际真学实干，提高学生实践动手水平；开拓途径创新机制，培养学生创新意识。

（一）校内协同育人路径的探索

1. 课程思政体系建设

教育部出台的《高等学校课程思政建设指导纲要》（以下简称《纲要》），对高校课程思政建设做出国家层面上的整体设计和全面部署。课程思政建设要在所有高校、所有专业全面推进，让每一位教师承担好育人责任，让每一门课程发挥好育人作用，将专业课程与弘扬真善美结合，让"干巴巴的说教"向"热乎乎的教学"转变。要构建融会贯通、紧密结合、有机联系的模块化课程体系，将思政教育融入其中。加强课程思政的现代化、综合化、人文化、多样化、弹性化、前沿化建设，构筑能够充分反映中医药学特色和当代医学发展水平，提高学生综合素质与社会适应能力的课程结构和体系。

树立"医本仁术"的大爱观念，优化课程思政体系是中医药高等院校思政教育创新的重要路径。要坚持以现代教育思想和教育观念统筹设计人才培养体系，坚持"以人为本"，以培养具有高尚品德、务实创新的中医药人才为宗旨，积极培养"厚基础、宽口径、精技能、重个性"的中医药全面人才。更新人才培养观念，树立全面发展理念，努力造就德智体美全面发展的高素质人才。同时要树立多样化人才观念，尊重个人选择，鼓励个性发展，强调终身学习，为持续发展奠定基础。

2. 三全育人体系建设

树立全员育人意识，在以课堂教学为基础进行专业知识的通识教育、以科学研究为平台增强科研能力的精英教育的同时，注重以校园文化生活为途径进行综合素质的提高教育。要联合学生家长一起对学生进行教育引导，使学生树立正确的学习观念，适应大学生活。专业教师在课堂教学中要有效引导和激发学生爱学习、会学习的意识及能力，将课堂还给学生，了解和把握学生的成长特点，培养学生自主学习的能力和习惯。同时，教师还以本科生导师的身份，在科研工作中以自己的人格魅力和严谨治学的态度潜移默化地影响学生，充分体现中医药专业师生"传、帮、带"的优良传统，促进学生"自主学习、终身学习"。辅导员和班主任针对不同层次学生的特点，因材施教，依托学生会、学生社团、学生班级，把科学精神与人文精神紧密结合，把学术科研活动与实践活动有机结合，重点培养学生的创新精神和实践能力。同时，注重对人际环境、专业文化环境、校园景观环境的塑造，使各项围绕在学生成长成才道路上的有利因素融会贯通，各施所长，进一步促进学生的全面发展。

设计全过程、全方位育人方案。针对学生成长不同阶段的特点，紧密围绕时代主题，采取因人制宜、因时制宜、因材施教的方法，分别组织以适应大学生活、感恩与责任、人际和谐与团队协作、学术与职业道德、就业指导与培训、职业生涯设计为内容的主题教育活动。同时，依托院校微信公众平台、微博，进一步推进思政工作进网络，拓展主题教育活动的外延，提高学生活动的内涵与品位，逐步提升思想政治教育效果。秉承"心纯药醇"的宗旨，加强对学生职业生涯规划的指导，唤醒学生的主体意识，创设职业生涯规划系列课程，邀请资深教授、业界成功人士、优秀校友、用人单位现身说法，宣讲学科发展前景、人才需求特征、人才培养方案、专业知识体系、成才路径和学习策略、职业能力要求等，激发学生献身中医药事业的热忱。在学生中广泛开展爱国主义教育、理想信念教育，引导学生树立正确的世界观、人生观和价值观。

（二）校外协同育人路径

1. 校外实践平台建设

努力搭建内涵丰富、形式多样、具有深厚底蕴和专业特色的校外实践平台和科研交流平台，营造浓郁的实践学习氛围。通过开展一系列具有专业特色、内涵丰富的校外活动，激发学生的好奇心，培养学生的兴趣爱好，营造独立思考、自由探索、勇于创新的良好氛围。中医药专业学生还要牢固树立主动为社会服务的意识，不断提高社会服务的能力。如，对于中药专业的学生，学校应努力搭建基于用人单位、大型社区、中药材种植基地、知名"药乡"的大学生实践平台，包含课程实践（实验课程、药厂见习等）、专业实践（专业实习、专题实习等）、综合实践（开放性实验、科技创新等）和以专业角色体验为主的社会实践等。

加强组织领导和队伍建设，成立由政府部门、科研院所、行业企业等机构方组成的中医药专业思政教育指导委员会，积极建立各方参与人才培养方案、课程思政体系、教学计划等方案的制定。加强与行业企业等社会单位协同的深度和广度，不断增强学生服务区域经济社会发展的适切性。积极学习其他中医药院校的先进经验，加强与各综合性大学以及高职高专院校的联系，努力探索综合性全才的培养与业务素质专才培养的平衡点，以适应经济社会发展和科技进步的要求。同时，树立系统培养的观念，创设"早期接触中医药、深入理解中医药、亲身融入中医药"的递进式体验教学，加深学生对中医药行业的了解。推进小学、中学、大学之间的有机衔接，教学、科研、实践紧密结合，学校、家庭、社会密切配合，加强学校之间、校企之间、学校与科研机构之间的合作以及中外合作等多种联合培养方式，形成体系开放、机制灵活、渠道互通、选择多样的人才培养体制，借此不断拓展校外平台建设，增强学生思想政治教育效果。

2. 社会服务外延拓展

着眼文化传承需要，紧密结合中医药专业特色，勇立文化自信的潮头，进一步挖掘学生品牌活动的专业内涵，与社会主义核心价值观和文化自信相结合，致力于争做祖国中医药文化的传播者和排头兵。坚持"以中为本""以生为本"和"以人为本"的教育观，搭建学生传统文化宣传平台，组织学生学以致用，积极走出校门，弘扬中医药文化，开展中医中药走进百姓千万家活动，利用"大型广场科普行""服务基层社区行""兄弟高校校园行""医药技能实训行""李时珍青少年兴趣班"等多个活动平台，涵盖亲子活动、小学兴趣班、标本制作、闻香识药、饮片识别、药材鉴定、花茶养生课等专业项目，寓教于乐、服务社会，向社会传播中国传统文化的重要构成部分——中医药文化。通过开展丰富多彩、富有特色的活动，拓宽社会服务外沿，提高学生的专业自豪感。

三、"和合"思想融入思政教育的效果评价

"和合"思想突出体现"以人为本"的精神实质，就是要求我们以服务学生成长成才为根本宗旨，以提升学生的综合素质为主线，坚持不懈学习贯彻习近平新时代中国特色社会主义思想，不断增强"四个意识"，坚定"四个自信"，做到"两个维护"，坚持注重历史传承与发展创新相结合、科学精神与人文精神相结合、发展共性与突出个性相结合，运用中医药思维构建专业特色鲜明、传承创新结合、师生美誉度高的思政工作协同育人体系，积极打造与当地人文环境相适应的文明高地，努力使学生在师长的熏陶下成长，在科学的培训中成才，在实践的道路上成功。

中医药思政教育协同育人可以实行"SISFW"培养模式，即在思政教育模式上实施以学生为中心的思政教育（student-centered learning），在思政体系上构建通专融通、文理渗透、基础与应用结合的综合性思政体系（integrated curriculum），在思政方法上倡导学生的自主学习和管理（self-directed learning），在评奖资助方法上实行形成性评价（formative assessment），在思政技术上推行基于微信的新媒体网络平台学习（WeChat-based e-learning）。逐步形成以岗位胜任力为核心，培养适应中医药产业发展人才要求的办学特色，培养学生"热爱中医药，基础扎实，创新力强，可塑性好"的人才特质。

（一）协同育人教育教学氛围评价

围绕"培养什么样的人""如何培养人"和"为谁培养人"的问题，是否进一步强化了以学生为中心的教育思想理念，课程思政的推进是否有效，教师的职业素养和专业化水平是否有提高，是否坚持了育人育才的有机统一。能否坚持以德立身、以德立学、以德施教，注重加强对学生的世界观、人生观和价值观的教育。能否传承和创新中华优秀传统文化，积极引导当代学生树立正确的国家观、民族观、历史观、文化观，从而为社会培养更多德智体美劳全面发展的人才，为中国特色社会主义事业培养合格的建设者和可靠的接班人。

（二）协同育人教育教学效果评价

是否根据中医药教育教学规律和人才成长规律，与区域经济发展和中医药事业发展的实际紧密结合，开展中医药人才培养模式、学生发展、教师发展和中医药教育国际化发展等方面的研究。是否以人才培养目标实现为出发点，结合专业教育标准，定期调整中医药专业培养的目标、教学计划、课程结构和教学内容，充分体现人才培养的多样化，实现学生的个性化发展以及学生的全面发展。是否以广泛深入的毕业生市场需求调查为基础，全面分析当今社会对人才需求的特征和趋势，广泛吸纳行业、企业共同参与人才培养方案的制定，提高人才培养的适切性。

（三）协同育人思想政治教育效果评价

在协同育人机制的作用下，思想政治教育的效果评估核心其实是对社会效果的总体评价。思想政治教育效果从评价形式上看是针对思想政治活动所产生的全部效果进行检验和鉴定，但实质是以社会效果为核心所进行的价值评估。思想政治教育作为社会实践活动的一种重要形式，它包含着两方面的任务：一方面，思想政治教育的实践是要不断地改造人的主观世界，不断提高人的思想道德素质和科学文化素质。其主要标准是看受教育者的思想觉悟和精神境界是否提高了，提高到了什么程度。因为思想政治教育的根本目的，就是提高人们的思想政治水平，是要培养有理想、有道德、有文化、有纪律的社会主义新人，满足社会对培养、塑造人才的需要，满足社会政治、经济、文化发展等方面的不同需要。另一方面，思想政治教育的实践活动是通过改造主观世界来改造客观世界，包括良好的社会政治环境和社会心理是否已经形成，并扩展到了什么程度。因为一个生活在良好的社会环境中的人，很容易融入这个环境中，从而表现出积极进取、奋发向上的精神。围绕着这两个主要方面开展的评价，是思想政治教育效果评价的核心内容。

第三节　"和合"思想在思政教育实践中的应用

一、课程思政与人才培养

高校开展课程思政改革，是新时代继承和发扬"和合"思想的必要要求，是全面落实立德树人根本任务的重要举措，是当代加强学生政治理论水平和德育教育的必经之路，更是加强学生理论联系实际，提高学生自身素质修养的重要手段。课程思政是一个完整的、系统的有机整体，中医药高等院校要从人才培养方案、学科专业建设、课程设置、教材编写、教案课件设计制作、师资队伍建构等方面进行建设。中医药高等院校要制定政策，加强监督，找出课程思政建设重点问题和难点问题，有计划地设计课程思政教改项目，提高课程思政教改能力。建立以课程思政示范课程、课程思政教学技能比赛为载体的典型示范方案，发挥专业教师团队参与改革的主体推动力。努力搭建课程思政交流沟通平台，提高教师德育意识，建立教师课程思政工作坊。构建课程思政的资源环境和支撑体系的良性生态教育系统，打造学生和教师学习与教学活动的共同体，使学生能够在优质的教育生态环境中获得高质量的教育。

高校应该在课程思政示范课建设过程中提出明确要求：每门专业课程都应蕴含丰富的思想政治教育元素，都能发挥思想政治教育功能。课程思政示范课程培育建设应立足价值引领、能力培养、知识传授"三位一体"的教学目标,以社会主义核心价值观和中华民族优秀传统文化教育为灵魂和主线,以专业技能知识为载体,自觉把做人做事的基本道理、把社会主义核心价值观的要求、把实现中华民族伟大复兴的理想和责任融入课程教学之中,实现思想政治教育与知识体系教育的有机统一,使学生掌握科学的世界观和方法论,学会运用马克思主义立场、观点、方法辨明各学科内容、研究方向,掌握科学思维方式和能力。创建内容包括修订教学大纲,深入挖掘课程的思政内涵等。完善现有的课程教学大纲,在教学目标中增加"课程思政"的教育目标,设计相应教学环节,将"理想信念、价值理念、道德观念"纳入学生学习评价;改革授课教案,融入课程蕴含的思想政治教育元素,丰富教学内容,把思想政治教育内容有机融入专业教育中去,编写制作具有"课程思政"鲜明特色的授课教案和课件;创新教学方法,依托智慧教室等多个平台,采用启发式、探究式、参与式、讨论式、案例式等教学方法,改进课堂教学组织方式,充分调动及激发学生学习的积极性、主动性和创新性,提高"课程思政"的教育实效;优化教学团队,每门课程应根据授课实际,聘请一名马克思主义学院思政理论课教师或学校思政工作干部作为课程共建人,共建人应结合专业课实际,在课程思政元素挖掘、教学设计、教案编写、案例选取与设计等方面给予指导和帮助;总结典型案例,每门课程应结合课程特色和建设效果,选编若干包含设计方案与实施成果的"课程思政"典型教学案例,编写具有课程特色的教学参考资料。

二、校园文化与思政教育

(一)网络思政与文化育人

1. 把握时代特征开展思想政治教育

互联网技术的急速发展拓宽了思政教育的渠道,丰富了思政教育的途径和手段,为思政教育迎来了新机遇,也带来了新挑战。习近平总书记在 2016 年 12 月召开的全国高校思想政治工作会议中曾明确指出,要运用互联网技术让思想政治教育工作活起来、新起来、强起来、实起来,推动思政教育传统优势与信息技术的高度融合,全面落实立德树人的根本任务。我们应充分借助新媒体工具,如微博、微信、QQ、论坛等,随时随地、机动灵活地开展思政教育。同时也可以采用丰富多彩的多媒体技术,通过短视频、漫画、音乐等形式呈现思政教育内容。这样多种形式的教育呈现方式学生更容易接受、理解和掌握,教育的感染力、吸引力都得到了极大的增强。互联网的发展和现代技术的运用,使高校思政教育焕发了新的生命力。

中医药高校依托网络平台开展思政教育要坚持立德树人的基本原则,这是教育的目的,也是教育现代化的根本方向。围绕立德树人这一基本原则和"和合"思想的本质特征,依托网络技术开展思想政治教育工作需要做到"求真"和"耦合",要明确新时代对于大学生思想政治教育的基本要求;要关注当代大学生的思想特质和沟通表达方式;

要创新网络思政教育的有效路径，增强新媒体育人的成效，提高网络思想政治工作的针对性和亲和力。

要注意把握主流意识形态，筑牢思政教育主阵地。互联网是一把双刃剑，信息传播效率高，普及面积大，但是也充斥着大量无效的，甚至有误的信息内容。而且，在虚拟空间里，大学生真实的思想动态难以把握，给我们的工作带来巨大的挑战。如何借助新媒体平台掌握学生所思所想，并且成为好故事的讲述者和传播者将成为思政工作者必须面对和研究的课题。我们必须做到求真求实，要做好网络信息的核实、筛选等过滤工作，务必做到将真实可信、新鲜及时的故事和新闻呈现给思政教育的受众，积极宣传主流意识形态，筑牢主阵地。同时要通过各种形式提高教育者和受教育者在复杂网络世界中客观地辩证思考、去伪存真的能力。

要努力创新教育方法，推动网络技术与思政教育的深度融合。"和合"思想主张和谐共存，通过整体内部的和合融生、对立统一，构建完整的和合体。顺应互联网时代的发展和大学生思想特点的变化，我们可以更好地创新教育方式方法，拓宽教育路径，创新话语体系，讲好中国故事和校园故事，弘扬立德树人的宗旨。通过新媒体工具，完善栏目设置，丰富传播内容，比如思想引领、党建团建、身边榜样、生涯规划、就业指导等内容，增强互联网工具的实用性和吸引力。研究设置网络育人课程，全方位全员全程育人。打造网络育人师资队伍，协同推进，润物细无声地将生动活泼的教育信息传达给每一位学生，入脑入心。要鼓励引导广大师生积极参与网络文化作品的创作，弘扬主旋律，传播正能量。

2. 深化校园品牌做好文化育人

文化的强盛是中华民族伟大复兴的基础，而文化育人就是将人类优秀的文化成果通过知识传授、环境熏陶以及自身实践等方式使其内化为人格、气质、修养，成为人相对稳定的内在品质。其目的是引导学生如何做人，包括如何处理人与自然、人与社会、人与人之间的关系以及自身的情感、意志等方面的关系问题。从 20 世纪 90 年代中期开始，加强大学生文化素质教育、人文素质教育的大讨论及探索性实践活动就在全国范围内轰轰烈烈地开展起来，并已经取得了一定的成效。校园文化是社会文化非常重要的一部分，是师生在特定的环境中创造的与社会、时代密切相关的具有校园特色的人文氛围、校园精神和生存环境的总和。而文化校园是通过校园文化不断内化为师生行为素质的动态的生成过程所形成的充满活力、创造力和人文精神的教育环境。从校园文化到文化校园是量变到质变的过程，是高校对文化育人的回应，也是高校文化本质和教育目标的回归。

中医药高等院校在开展大学生思想政治工作时，要积极推进与"和合"思想的融合，努力构建"和合"的校园环境。中医药专业应因地制宜、就地取材，以文化人、以文育人，在优化校园文化的过程中积极弘扬"和合"思想中"和谐、和睦、和善、和美、合作"精神，尊重学生的思维方式、生活习俗、民族文化、生活背景等差异，开展以"和合"为主题的物质文化建设和精神文化建设。通过不断创新品牌文化活动内容，丰富活动形式，把"和合"思想渗透到丰富多彩的校园文化育人环境中。

（二）学风建设与创新创业

1."德主刑辅"做好学风建设

习近平总书记在全国高校思想政治教育会议上提出，"校风和学风如何，既影响和决定着，又反映和体现着高校思想政治工作水平和成效""好的校风和学风，能够为学生学习成长营造好气候，创造好生态，思想政治工作就能润物无声地给学生以人生启迪、智慧光芒、精神力量"。优良学风具有化风成俗、教化引导作用，影响学生的价值观念、意志情感、思想品德、行为方式，使其学习更为专注高效、成长更为顺利快速。习近平总书记提出"高校应该成为使人心静下来的地方，成为消解躁气的文化空间。教师要安心从教，学生要静心学习，通过研究学问提升境界，通过读书学习升华气质，以学养人、治心养性"。无论是"心静"还是"消解躁气"，均指向培养师生与科学研究相适应的境界、气质和品性。

"德主刑辅"是社会调控的重要手段，前者治本，后者治标。在学风建设实践过程中相互区分又相辅相成，要以德为主、以刑为辅，不断完善学生学风管理制度。制度是所有组织赖以存在和发展的基础，人性化的规章制度既能约束师生的行为，又能激发他们的主观能动性。高校学风建设与思想政治教育具有同向性，要提高学生主体的"德"，一是帮助学生明白为何而学，增强学习的内生动力，通过国情、世情、校情教育让学生正确认识个体在国家和社会中的地位及作用，理解学习对于个人、集体的存在和发展的意义；二是帮助学生明白如何学习，培育好学向上的精神，关键要坚持以理想信念教育为核心，增强思想政治教育的针对性、实效性和吸引力、感染力，为学风建设提供价值导向。

2. 创新创业促进学生全面发展

高校创新创业教育是一种适应经济发展与时代发展的系统教育教学理念，它融入高校人才培养的全过程，强调面对全体学生旨在培养敢于创新、追求真知、尊重科学、极具实践能力的创新创业人才。同时，大学生创新创业教育强调要基于专业教育，转变传统的教育思想和观念，重在提升大学生的社会责任感与创新创业的意识和能力。思想政治教育和大学生创新创业教育在目的上的耦合性，能进一步激发大学生的创新意识，提高大学生的创业能力，帮助学生学会用思想政治教育理论来指导创新创业实践。

创新创业教育改变了传统教育模式的教育理念，更重视培养大学生自主学习的创新型思维方式，侧重培养学生全方位的素质能力提升。思想政治教育的融入，有助于培养学生健全人格和崇高的道德素养，对于大学生学习专业知识，培育创新意识，增强实践能力等均有重要作用，它能够有效地促进大学生的全面发展。"思想政治理论课是落实立德树人根本任务的关键课程"，要将思想政治教育融入创新创业教育课程体系之中，建立课上理论、课下实践为补充的创新创业价值观德育教育课程体系。从理论与实践、国内与国外、历史与现实等维度上帮助学生明晰"为何、为谁创新创业创造"的初心，引导学生培育和践行社会主义核心价值观，成为有大爱大德大情怀之人，使创新创业创造有高度、有深度、有温度。为国家造就大众创业、万众创新的生力军，培养具有爱国情、强国志、报国行的合格建设者和接班人。

"双创"（即大众创业，万众创新）时代的立德树人也有其特殊含义，是指在培育学生传承中华民族优秀传统道德，践行社会主义核心价值观，坚定理想信念和树立人文关怀的基础上，培养崇尚劳动、肩负使命和放眼世界的卓越创新创业创造人才的实践活动。大众创业，万众创新，重在培育具有创客精神的人。所谓创客，是指"乐于动手实践和分享，努力把各种创意转变为现实的人"。创客精神是指创客所具有的好奇、积极主动与敢为人先的勇气，百分百投入、跨界合作与持续创新的实践，大胆假设、小心求证与开放共享的追求等特质与状态。"双创"时代，立德与树人是相互交织的过程，育人的根本在于立德，立德始于树人的起点，贯穿于树人的始终。树人是根本，是目的，是关键，在各项立德环节中要大胆地树人。要坚持把立德树人作为中心环节，在教育过程中既要显性的立德——对学生进行创新创业创造的价值观教育，又要隐性的立德——在实践活动中加强职业道德、法律法规的宣传和教育。既要培育各行各业创新创业创造人才，助推国家现代化发展，又要面向世界、面向未来、面向新兴产业，培育全球性创新创业创造人才。

（三）志愿服务与社会实践

1. 以志愿服务引领价值取向

志愿服务又称为"志愿活动"，是个人或者团体不以营利为目的，自愿贡献个人的时间和精力，为社会公益事业和福利事业提供服务的各项活动。"和合"思想提倡人们坚持"和而不同、兼收并蓄"，彼此尊重，增进了解，加强合作，共同发展。"和合"思想体现了构建社会主义和谐社会的思想基础，而大学生志愿服务也通过"奉献、友爱、互助、进步"的精神为构建和谐社会打下基石。"和合"思想与今天志愿服务的善行观念相辅相成，能够引导志愿者树立正确的世界观、人生观、价值观，以及参与志愿服务的正确动机。

中医药文化在发展过程中不断汲取中华文明营养，形成了独具特色的文化，是我国非物质文化遗产中的杰出代表。传承、弘扬、保护、发展中医药文化，焕发其时代光彩和现实价值，具有繁荣中华传统文化，推动实现中华民族伟大复兴的现实意义。中医药高等院校应以弘扬中医药传统文化为切入点，深入开展社会主义核心价值体系教育，打造校园文化精品，大力弘扬民族精神和时代精神，把中医药传统文化教育切实渗透，贯穿到志愿服务中去。

2. 以社会实践扎实品德素养

学生思想政治教育应当积极拓展不同教育路径，遵循思想政治教育的规律，多途径多角度开展，以达到"殊途同归"的"和合"育人目的。应当适应大学生的受教育主体性和接受能力，不仅要加强纯理论的文本知识的课堂教学的教育，还要拓宽社会实践的育人方式,与新时代中华民族伟大复兴的事业相结合,从认识、实践的角度,加强大学生爱国主义教育。大学生社会实践活动是高校育人工作中非常重要的一个载体,它引导学生走出校门、接触社会、了解国情,促使理论与实践相结合。它是大学生投身改革开放,主动向群众学习,培养锻炼增长才干的重要渠道,也是提高大学生思想觉悟,增强大学生服务社会意识,促进大学生健康成长的有效途径。社会实践活动有助于大学生更新观念,树立正确的世界观、人生观、价值观。一直以来,社会实践都是我国高等教育的一个重要组成部分,在我国高等教育中发挥着不可替代的重要作用。同时,社会实践作为学生参与社会生活的一个主要途径,对社会主义物质文明建设和精神文明建设也起到一定的积极作用。

(四)心理健康与队伍建设

心理健康教育是解决学生心理问题的现实途径,是思想政治教育的重要内容,也是其他教育的基础。中医药专业学生因承受较大的学习压力,导致心理问题多发,所以,高校应当建立完备的心理健康教育与咨询体系,有效的心理危机预警与干预机制是思想政治教育能否取得实效的必然要求。

1. 通过心理健康教育塑造健康人格

我国高校心理健康教育始于20世纪80年代中期。初期以关注和帮助解决学生心理困惑为工作重点。进入21世纪以后因社会的高速发展,随之而来大学生的心理健康教育以"发展性"为指导理念,帮助学生解决发展中形成的心理矛盾,促进其个性的正常发展。2016年,习近平总书记在全国高校思想政治工作会议上指出,"培育理性和平的健康心态,加强人文关怀和心理疏导,把高校建设成为安定团结的模范之地"。2017年,高校思想政治教育质量提升工程的"十大"育人体系将"育心"和"育德"相统一的"心理育人"纳入其中,至此经过30多年的发展,高校心理健康教育实现了由"帮助解决心理困惑"到"育心育德相统一"的大转变。

"和合"思想中提到"修己以安人",孔子认为"修己"体现的是人的自我修养与管理,其基本态度应该是"三己"——为己、由己、求诸己,无论是学习知识还是修养身心都是为了充实和完善自己。在高校心理健康教育过程中,提高大学生心理素质,促进其身心健康和谐发展,是高校人才培养体系中的重要环节,也是高校思想政治教育工作的重要组成部分,是帮助和培养当代大学生"修己""为己"的重要手段。一直以来,习近平总书记都将"立德"作为育人的根本,"心理育人"也强调要坚持育心与育德相统一。现代道德研究表明,实现道德自律是提高道德修养和精神境界的先决条件,而道德自律包括的心理条件有三个:即主体拥有良心、一定的道德认知能力和相应的意志品格。高校心理健康教育完全有条件在日常心理教育和咨询过程中有意识地培养大学生的道德自律意识,发挥道德对人格的塑造价值。心理健康教育不仅要"授之以鱼",更要"授之以渔",要由"解决学生心理问题"向"积极育人"转变,"坚持育心与育德相结合"。

2. 加强干部队伍建设，夯实育人基础

思想政治教育者仁爱的情感展现出的"和爱"，不仅指的是与亲人、朋友之间的"亲亲之爱"，更是推己及人，以宽大的胸怀展现博爱，即"泛爱众，而亲仁"。因此，思想政治教育者要坚持"和爱"的理念，在工作中既要理解、尊重、接纳学生，又要关心和服务学生，以善良的情怀和博爱的心胸为依托，在沟通中建立信任的桥梁，从而发挥自身的感召性，展现思想政治教育者的亲和力。

首先，要提高思想政治教育者的政治素养。"师者，传道授业解惑者也"。思想政治教育者要有坚定的理想信念，坚信马克思主义是科学的思想理论体系，充满了真理的魅力；坚信马克思主义是不断发展的思想理论体系，在实践中不断焕发出生命力；坚信马克思主义是共产党人的必修课，持续推进马克思主义中国化。因此，只有思想政治教育者是马克思主义理论的坚定信仰者，才能产生强大的影响力与号召力，才能使学生对马克思主义理论产生亲近的、坚定的信仰，才能做好学生的引路人，使学生可以锤炼品格、学习知识，拥有创新思维，最终能够将自己所学奉献祖国。

其次，要加强思想政治教育者的师风师德建设。育人者必先育己，身不修则德不立。弘扬高尚的师风师德，要定期开展师风师德教育，引导思想政治教育者爱岗敬业，严谨治学，夯实良好师风师德的基础；弘扬高尚的师风师德，要完善师风师德建设的长效机制，引导思想政治教育者为人师表，言传身教，恪守教师职业道德；弘扬高尚的师风师德，要以榜样的力量感染人，引导思想政治教育者爱护学生，乐于奉献，成为学生职业生涯中的标杆。

最后，要提升思想政治教育者的人文情怀。思想政治教育者要在情感中保持愉悦的心境和乐观的态度，在工作中充分发挥情感价值。语言表达要接地气、富有感染力，在轻松的氛围中讲述道理，流露真情，能有效肯定和抚慰学生。要认真聆听学生的意见，仔细询问学生的想法，与之进行细致的交流，力戒"居高临下"的"训"与"压"。思想政治教育者要和学生平等交流，彼此尊重，在亦师亦友的和谐沟通环境中提升思想政治教育的亲和力。

第五章

"和合"思想与高校
协同育人实践

中医药院校对我国经济社会发展，促进高教强国，服务区域经济和行业进步起到了重要作用。国内中医药院校特色鲜明，以中医药学科为主体，多学科交叉渗透、协同发展，是开展中医药人才培养、中医药科学研究、中医药社会服务、中医药文化传承的重要载体。中医药院校以建设世界一流特色高水平大学为目标，从中医药行业自身入手，整体谋划，突出特色优势，强化内涵发展，遵循中医药教育教学规律，通过学校学科建设、专业建设、管理服务等方面基于"和合"思想协同育人模式，培养高质量高素质的中医药人才，并朝着目标不断地进行探索与实践。

第一节　"和合"思想与高校协同育人概述

一、高校协同育人的内涵

高校协同育人，是指高校自身拥有的人、财、物，以及校园文化等各种办学资源，通过科学的统筹规划，在人才培养过程的各个环节上相互协作和配合，共同推动人才培养目标的实现。

中医药高等教育旨在培养知识、技能、思维、人格等均衡发展的"立体的""完整的"中医药学创新人才，这一目标依靠单方面的力量是无法实现的。高校内部协同育人显得尤为迫切。在日常教学管理过程中，高校内部存在比较严重的条块分割现象，尤其是管理部门之间、学院之间、管理部门与学院之间存在一定程度的封闭运行情况，这些现象或情况表面上导致的是有限资源的极大浪费，深层上阻碍的是人才培养目标的更好达成。

协同育人通常有校内协同育人、学校与校外协同育人两种模式。后者通过校企合作、校地合作、产教融合、产学研合作、校政企合作等多种途径实现，协同育人成效显著，但是高校内部的协同缺乏主动自觉的理论指导和明确的服务理念指引。所以在内部协同实践中存在机制不畅的问题，无法实现中医药高等院校人才培养的目标。

高校协同育人的初衷和本意在于协同各种优质教育资源，为培养综合素质高的人才服务。中医药类院校的校内资源总量有限，所以更需要校内协同，借此充分发挥有限资源最大化的育人作用。中医药院校多以中医学、中药学为主要学科，多学科共同发展，校内资源比较多样，因此有条件实现校内协同，借此充分发挥资源多样性的优势，培养拔尖创新型中医药学人才。

二、高校协同育人要素分析

（一）学科

学科是人类在认识和研究活动中针对认识对象而将自己的知识划分出来的集合，是相对独立的知识体系。高等学校学科建设中"学科"是指高校教学、科研等的功能单位，是对教师教学、科研业务隶属范围的相对界定，是一个承载着特定功能的组织实体。学科建制形式的学术组织是指教师、科研人员归属一定的学科领域，并通过学科资源分配的建制形式从事教学、科研、服务社会和文化传承创新活动。按照学科的层级可将学科分为一级学科、二级学科、三级学科三个级别。

（二）专业

专业是我国高校中最基本、最重要的一个单位。专业是建立在科学分类和职业分工基础上的一种学业门类，其中的主要构成内容是课程。专业的划分是以学科分类为基础的，是与社会职业分工相适应的。专业是学科及其分类与社会职业需求的结合点或交叉点。高校在设置合理的课程体系时要注意处理好通识教育与专业教育、科学教育与人文教育、理论教育与实践教学之间的关系，变"刚性"的课程体系为"柔性"的课程体系，增强人才培养的适应性，提高人才培养质量。

（三）职能部门

高校机关职能部门承担着学校的组织、人事、行政、财务、物资等方面的管理工作，间接促进着学校教学科研和人才培养的发展，对于学校的整体稳定运转有着非常重要的作用。分工协作是提升职能部门效能必不可少的一部分。分工是按照提高管理专业化程度和工作效率的要求，通过明确的工作，使人们可以专心从事某一方面的工作，提高工作的熟练程度，从而提高工作效率。有分工就必须有协作，以明确各部门之间以及部门内部的协作和配合方法。只有分工没有协作，就达不到分工应该带来的效果，而没有分工就谈不上协作。两者相辅相成，只有在分工的基础上加强协作，注意配合，才能提高组织的整体效益。

（四）二级学院

二级学院是高校党政领导下的二级管理单位，是学校教学、科研、学科管理等工作的具体实施者，发挥着重要的教学主体作用。二级学院作为学校教学的主体，学校在规范二级学院合理运行，给予二级学院更大的自主权利，以便调动二级学院教学、科研、服务社会等方面主观能动作用的同时，对学院实现有效监督，优化学院治理结构，对完善我国现代教学制度具有重要意义。

（五）大学生

大学生参与高校治理是教育民主化的必然要求，对大学生高校管理参与的研究可以深化对高等教育民主治理理论内涵的理解。学生参与大学治理不仅可以促进人才培养机制的实现，利于在教学过程中形成"教学相长"的良性互动关系、创新高校管理的新机制，更为重要的意义在于创设民主、和谐、平等、共生的大学育人氛围，以此推动现代大学制度的建立。

第二节　"和合"思想与高校协同育人的途径

一、专业建设

高校应立足自身历史传统优势和地理位置优势，加强专业布局、顶层设计，健全专业动态调整机制，培育特色专业，强化优势专业；以提高人才培养质量为核心目标，实施"特色化与内涵式"双引擎驱动，努力建设中医药院校一流专业，培育出更多适应地方经济建设需要的中医药学创新型人才，为服务中医药事业和地方经济社会发展做出积极贡献。

（一）中医药高等教育"和合"思想的专业建设概念

专业建设一般指本科专业建设，其主要内容包括人才培养、师资队伍建设、课程体系建设、教材建设、实验室建设、实验基地建设及教学成果等。本科专业建设服务于本科教育教学，核心是培养人才，中心任务是确保人才培养质量，其内涵还涉及课程建设、教材建设等。

基于"和合"思想指导下的中医药专业建设，以"理论教学和实践教学并重，实验技能训练和科学训练并举"为原则，围绕"以就业为导向，以岗位胜任能力为核心"的人才培养目标，结合中医药行业的实际情况和专业特点，立足区域产业特征，突出"加强基础、开拓思维、培养能力、提高素质"的教学观念，加强学生中医药思维的培养，提升实践创新能力的专业建设体系。

（二）中医药高等教育"和合"思想的专业建设要素

1. 培养目标

人才培养方案是高校人才培养目标和计划的具体化形式，集中体现了高校的育人思想和办学理念，是高校人才培养的总体实施蓝图和根本性的指导文件。

基于"和合"思想，中医药专业本科教育的总体目标是坚持立德树人，培养适应社会主义现代化建设和中医药事业发展需要的德智体美劳全面发展，具备良好的人文、科学与职业素养，具备较系统的中医药学基础理论、基本知识、基本技能和中医药思维，具有较强的传承、创新和社会服务能力；掌握相应的科学方法，具有自主学习和终身学习的能力，达到知识、能力、素质协调发展，能够从事中医药生产、检验及中医药学服务等方面的工作，并在中医药教育、研究、管理、流通、国际交流及文化传播等行业具备发展潜能的高素质中医药学综合性人才。

2. 师资队伍建设

专业建设中，师资队伍建设是创新型人才培养的关键和保障，教师是人才培养质量保障体系中的第一要素，围绕学科建设的规划，学校可加大人才培养和引进的力度。通过培养和引进优秀人才造就一支学历结构、年龄结构、学缘结构、职称结构和水平结构合理的队伍，保证这支队伍在竞争中拥有优势，在未来仍然有持续的发展后劲。

专业的师资队伍建设，更加注重的是教师的教学能力。依托中医药专业在学科建设中传承创新的特色，即在注重继承传统的同时，加强传统与现代的有机融合，以促进中医药专业学科的发展。基于"和合"思想的中医药专业高校教师，要有将中医药学传承创新、发扬光大的教学能力。

3. 课程开发

把课程建设作为教学内容与课程体系改革的龙头。以人才培养方案改革为教学内容与课程体系改革的方向，贯彻"加强学科基础、拓宽专业口径"的原则，打破学科壁垒，拓宽专业口径，统一设置公共基础课程平台，按照学科大类设置标准化的大类课程，构建统一的学科基础课程平台，设置灵活多样、满足市场需求的专业方向选修课程模块，实现人才培养的出口多方向。优化课程体系，加强实践教学和教学方法改革。建立由验证性、综合性和设计性实验组成的必做与选做相结合的开放性实验教学体系，鼓励单独设置实验课程。积极开展以"学生为中心"和"自主学习"为主要内容的教育方式和教学方法改革，教学改革项目和教学成果在课程教学中的示范作用提升学校的整体教学水平。

在"和合"思想指导下，根据中医药学专业内涵结构和社会的多样化需求，打破专业学科壁垒，进行课程体系和课程内容的科学设计，突出"三个融合"，即素质教育和专业教育全程融合，以德为先；医理、文理多学科交叉融合，拓展知识；理论和实践融合贯通，知行并重，构建跨学科综合化课程体系，建设高质量的整合课程模式，建设具有宽泛性、交叉性和时代性特征的课程，拓宽知识领域。

4. 教材建设

教材是教师实施教学的重要课程资源，也是学生掌握课程基本知识的主要依据，一本好的教材对于一个学科的发展具有举足轻重的作用。教材建设工作是高校的一项基本建设工作，是衡量一所高校办学水平高低的重要标志之一，是进一步深化教学改革、巩固教学改革成果、提高教学质量、造就高素质人才的重要环节。全国教育大会对新时代教育工作做出全面部署，教材体现国家意志，是育人育才的重要依托。

基于"和合"思想的中医药学教材建设，以中医药学人才培养目标为根本，在教材的育人理念、内容选材、体系编排、呈现方式等各方面下功夫，把德、智、体、美、劳全面发展的要求贯穿教材工作的各个环节，更好服务学生健康成长成才。开阔视野，博采众家之长，及时反映中医药科技发展的新进展，吸收各学科优秀成果，为培养具有前瞻思维、国际眼光的中医药专业人才提供有力支撑。

5. 实践教学建设

实践教学是培养学生专业技能、实践能力和创新能力的主要环节，也是提高学生综合素质和就业竞争力的重要途径。高校应坚持合理布局、点面结合、互惠互利、双向受益、共同发展、生产、教学、科研相结合的实习基地建设原则，重点建设高质量的实践教学基地，制订并严格执行优秀实习基地遴选条件和建设标准，以期达到建设效果。

基于"和合"思想的中医药实验教学以培养学生的实践创新能力为主线，树立"厚基础、重传承、强实验、求创新"的特色教学理念，加强对学生探索精神、科学思维、实践能力和创新素养的培养，全面推进学生自主式、合作式和研究式学习方式，培养学生的创新思维。中医药专业实践教学体系的建立坚持"传统、现代、创新"三结合，以提升中医药专业人才的综合能力为目标，构建课程实践、校外实践、创新创业训练"三位一体"的实践教学体系，同时，以院校教育和师承教育相结合的模式培养中医药特色人才。

（三）专业建设协同育人途径

1. 专业建设融入学科建设的规划

针对学科与专业建设统筹谋划，在2018年新时代全国高等学校本科教育工作会议上，教育部部长陈宝生提出"坚持以本为本，推进四个回归"，特别提到"本科教育是研究生教育的重要基础。没有优秀的本科毕业生，研究生教育就没有高质量的毛坯和种子，就成了无源之水、无本之木，就无法培养出优秀的高层次人才"。这就提示高校要重视学科建设和专业建设的协同发展，要在学科建设规划中把专业建设作为重要内容，在学科人才培养中要将本专科生的培养也作为学科人才培养的一项工作，学科建设在重大研究领域有突破的同时，要把最新科学研究成果转化为人才培养的优质资源。

2. 优势学科打造特色品牌专业

高校要不断集中优势打造特色学科。一个有优势有历史沉淀的学科进一步与国家和社会经济发展需求相结合，就可以打造出既有优势又有特色的学科。学科建设能够不断拉动专业建设水平，促进专业成为有特色品牌专业。

3. 学科梯队打造高水平教学团队

学校在人才战略上要"用好现有人才、培育青年人才、引进优秀人才、储备未来人才"，人才的规模、层次、结构决定专业和学科发展的水平，既要培养各学科领军人物，同时注重学科骨干的培养，要加强学科队伍科研水平和教学水平的双提升。要从学校整体角度统筹规划师资队伍建设总体布局，做好学科梯队建设，提升学科成员的自主创新能力，反哺教学。

4. 优势资源实现共生共享

学校要加大高水平科学研究平台和教学实践平台的共享，培养学生创新实践能力。学校要统筹考虑高水平实验室、大型仪器设备开放、共享，要向本科生开放，培养学生科研兴趣和创新能力。学校在加大科研投入的同时要增加和保证教学经费投入，合理配置资源，保证教学条件。

在"双一流"建设的今天，高校应高度重视自身内涵发展，学科建设和专业建设最终目标都应落在人才培养这一根本任务上，唯有通过一流学科建设带动品牌专业建设，才能进一步促进创新人才的培养，专业建设和学科建设有机结合，互相发展、互相补充，才能有效促进学校内涵建设的发展，提升人才培养质量。

二、学科建设

学科建设可从知识体系教学的科目和高等学校教学、科研等的功能单位两个方面来理解。从高等学校教学、科研等的功能单位看，学科建设的目的是以建设学科或发展学科为载体推动学科发展，学科主体根据社会发展的需要和学科发展的规律，结合自身实际，采取各种措施和手段提高学科水平和促进学科发展。

基于"和合"思想的中医药高等教育学科建设是指以学科定位、学科队伍、人才培养、科学研究、平台资源、社会服务等为要素来推动中医药学科实现人才培养、科学研究、服务社会、文化传承创新功能。

中医药高等教育学科建设"和合"思想协同育人是指中医药学科以尊重科研与教学相统一的原则，践行科研育人、学科育人的使命。中医药学科建设必须以中医药学人才培养的目标定位为依据，以促进教学、提升教学质量为导向，科研立项、科研实施及科研成果转化的全过程都应反映中医药学育人思维，满足教学创新的需要，确保整个科研过程都反映和服务于中医药学教学或育人的逻辑，科研服务于教学要落到实处。

（一）中医药高等教育"和合"思想的学科建设要素

1. 学科方向

学科方向，就是学科的学术研究方向，学科方向的选择决定了学术研究领域，引领着学科的发展。学科方向的凝练要结合自己的特点，聚焦社会经济发展需求，同时要注重创新。创新就是做别人未曾做过的事情，创新是科技发展的灵魂。

以中药学学科为例，教育部学位授予和人才培养学科目录中中药学（1008）一级学科下设置二级学科。根据《国家中医药管理局中医药重点学科建设专家委员会中医药学科建设规划指导目录（暂行）》，中药学学科下设二级学科方向包括中药资源学（三级学科：药用植物学、药用动物学、药用矿物学）、中药鉴定学、中药炮制学、中药化学、中药分析学、中药药剂学、中药药理学、临床中药学等。基于"和合"思想的中医药学学科方向的发展，以道地药材为对象，围绕中药资源与品质提升、中药生物技术与炮制工程、中药药效物质基础与作用机制、中药制剂关键技术与炮制工程、中药新产品开发等五大主攻方向开展研究。

2. 师资队伍

师资队伍建设是高校最为重要的基本建设之一，是学科建设与发展的关键。学科建设发展快、搞得好，需要一支结构合理的高水平学科师资队伍。学科师资队伍的培育应与学科建设相统一，与学科发展目标相一致，使师资培养工作更好地为学科建设服务，进而形成良好的循环，使学科建设水平、师资队伍质量不断提升。

学科建设的师资队伍建设，需要教师有教学能力，更要突出科研创新能力。中医药学是古老而现代的学科，是中华民族在长期生产实践中，总结临床防治疾病经验而形成的具有中国特色的传统医药学科。因此，基于"和合"思想的中医药学学科注定了其传承创新的特色，即在注重继承传统的同时，又要加强传统与现代的有机融合，以促进中医药学学科的发展。基于此，中医药学类高校教师，要有继承中医药传统理论与技能的能力，以及利用现代科学技术揭示中医药科学问题的能力。

3. 人才培养

人才培养质量和成效是检验一流大学和一流学科建设的根本标准，这也是学科建设的最终落脚点和归宿。从高校学科建设内涵而言，要回归人才培养这一初心，从构建高水平人才培养出发，落实高校教学体系建设、教学内容与课程体系建设以及教材体系建设等各个方面。

基于教育部第五轮学科评估指标体系，把人才培养质量放在首位，构建"思想政治教育成效""培养过程质量""在校生质量""毕业生质量"四维评价体系。一是加强思想政治教育成效评价。把思想政治教育放在人才培养首位，重点考察"三全育人"综合改革情况及成效。二是加强人才培养过程质量评价。重点考察教材体系、课程体系、教学体系、国际交流等方面情况，突出科学研究等对人才培养的支撑作用。三是加强教学质量与毕业质量相结合的学生质量评价。

4. 科学研究

学科建设是高校一项长期重要的战略任务，科学研究在学科建设中处于主导地位，是学科建设的核心内容，是创建一流大学的基础。高校科学研究包括基础研究、应用研究、开发研究等不同层次，科研活动是知识生产和应用过程的集中表现。科研水平的高低通常成为判断该校整体实力的重要指标。科研成果可以视为高校学术水平的客观性指标，主要反映在承担科研项目的层次、数量以及科研经费，科研出国获奖的层次、数量，科研论文、专著发表的数量、档次，国家、地方、行业标准的制定，科研成果的转化，产学研合作的成效等。

《中医药发展战略规划纲要（2016—2030年）》中指出，健全中医药协同创新体系，加强中医药科学研究，完善中医药科研评价体系；并且通过加强中医药资源保护利用，推进中药材规范化种植养殖，促进中医药工业转型升级，构建现代中药材流通体系等全面提升中医药产业发展水平。

中医药研究中的困难和复杂性超出预想，急于求成往往适得其反。基于"和合"思想的中医药研究，任何一个领域都不可能依靠单一学科的研究而取得重大突破，各有关学科之间的相关依赖性明显加强，中医药科学研究需要依靠生物学、化学、药理学、毒理学、生理学等多学科交叉协作研究，并且需要广泛使用现代先进实验技术和科研手段。

5. 科研平台

高校科研平台是高校科技工作开展的重要保障，是国家提升自主科技创新能力，培养优秀人才，开展高水平学术交流的重要载体。各高校高度重视创新平台的建设和管理，对科研平台在人才、资金、科研、教学和后勤保障等方面给予了大力支持和政策保障。建设好科研平台对改善高校科研环境，增强科技创新，为高校科研长远发展，加强学科建设，培养高水平人才和团队等提供支撑具有深远意义。

例如，基于"和合"思想的中药科研平台，以开展道地药材科学前沿研究或中药材产业巨大需求为主要任务，整合校内科研平台资源，汇聚国内外一流科研创新人才，培养具有国际视野和杰出科技创新能力的科学家，组建国际合作和跨学科、跨学院交叉研究平台。

6. 社会服务

高校立足服务国家、区域和地方社会经济发展目标，承担高校的社会责任和历史使命。高校应发挥自身在人才培养、技术创新、信息咨询、文化教育等方面优势，为国家、区域和地方社会提供全方位的服务。在人才培养方面，输出大批社会所需人才，与地方政府和企业开展社会人才继续教育；在科技创新方面，与政府、企业共同攻克科研难题，改进生产技术；在文化教育方面，充分发挥校园文化对地方文化的引领作用，丰富地方文化并积极促进地方文化的发展。

基于"和合"思想的社会服务，依托中医药科研平台，围绕中医药产业发展需求，通过"校政"合作、"校企"合作、"校所"合作等方面开展人才培养、科技创新、文化宣传等方面的社会服务。

（二）实现中医药高等教育"和合"思想的学科建设协同育人途径

1. 学科特色优化人才培养方案

学科建设是保证和提高人才培养质量的重要基础，没有在国内外有重要影响的高水平学科，很难培养出高质量的人才。要根据学科特点，以培养"厚基础、宽口径、强能力、高素质"的人才为目标，不断优化学科专业和人才培养方案，加强学科学术梯队建设和科研工作，建构拔尖创新人才培养的支撑体系，提高人才培养质量；针对高校普遍存在的专业设置陈旧、专业类型少、结构不合理、培养规格单一等问题，要紧紧围绕学科的特色和优势，适应国家经济社会发展需要，创建本学科优势专业和跨学科新兴专业，准确定位专业建设目标，制订科学有效的专业人才培养计划；创新体制机制和人才培养模式，在一级学科层面统筹设计课程体系，建设教学实验室和实验基地，设立人才培养实验区，开展卓越人才、拔尖创新人才、跨学科复合型人才培养。

2. 科研反哺教学内容

教学和科研是学科育人的两大支柱，学科教学必须以科研为基础，学科建设要通过教学来提高人才培养质量，更离不开科研的支撑。因此，实现科研和教学的融合，是提高学科育人质量的关键。

要发挥学科建设独特的育人优势，必须紧扣学科发展方向，将教学建设纳入学科建设之中，挖掘科研中的教育因子，把科学研究和教育教学有机地结合起来。一是将课程建设特别是教材纳入学科建设。一流的课程和教材是科研成果的重要体现，高水平的老师都善于及时将研究的前沿知识变成课程。要重点打造优势课程群、重点学科课程群，建设一批优质的校本课程、名师名家课程、国家课程和国际课程，为学生成长提供更好的"营养"。二是建立激励保障机制，推进科研与教学融合。教师只有持续开展科学研究，才能洞察学科领域的研究现状、发展趋势，产出高显示度的研究成果，准确把握所授课程的核心要义和学科前沿。要出台奖励考核等政策措施，鼓励教师将最新科研成果转化为教育教学资源和特色教学项目，丰富、更新教学内容，促进科研反哺教学。三是运用科学研究和学科建设的新成果、新方法，深化课程体系，改革教学方法，创新教学手段，不断提高教学质量和水平。

3. 学科基地培养学生创新能力

目前高校学生专业素质不高、创新创业的意识和能力不强，毕业生社会适应能力较差等现象比较严重。从学科建设的视域破解这一难题，就是要强化实践教学。第一，科学设计实践教学体系，提高实践教学在教育教学中的权重，创造条件让学生参与教师的科研课题、科技攻关项目等科研创新活动。第二，加强研究中心、研究基地、实验室等学科基地的硬件建设，扩大学科基地对学生开放的范围、时间和覆盖面，充分发挥实验教学的功能，使实验教学与课堂教学相得益彰。第三，配齐一支技能精湛、结构合理、能满足专业实践教学需要的师资队伍，尤其要突出"双师型"教师的比例与培养，保证扎实有效的实践教学。第四，推进政产学研融合，创立联合培养人才机制，加强高校与地方政府、科研院所、企事业单位合作，建立产学研基地和实训实习基地；依托大学科技园、大学生创业园、创业孵化基地和小微企业创业基地，加强学生创新创业教育；推进人才培养国际化等。

三、管理服务

高校的校内治理以自身为治理的一个重要主体并兼收并蓄外部其他主体的意见、利益，对于高校内部治理则应考虑高校内部的各个主体，包括职能部门、教学院系、教职工代表大会、学生代表等，着眼于实现他们的团结协作、资源整合，中医药院校外部资源较为丰富，内部存在的治理主体诉求更多、种类更多元，对中医药院校内部治理提出了更高的要求。

（一）职能部门之间分工协作，形成高效工作机制

职能部门数量过多、分工过细、职能交叉重叠等是我国高校运行中比较普遍的现象，它既强化了职能部门的权力，也容易导致工作效率的降低。根据职能大类和所在高校规模等实际情况，推行大部制是高校职能部门改革的现实选择。具体而言，以教学、科研、学生管理、保障、党务为维度进行职能部门的合并调整，分别成立教学服务部、科研服务部、学生服务部、资源保障部、党群管理部等机构是现实的选择。具体可以将教务处、研究生处、招生办、评估中心、注册中心等合并为教学服务部，将科技处、社科处、人文处、学科办、杂志社等合并为科研服务部，将学工处、研工处、团委等合并为学生服务部，将财务处、人事处、基建处、后勤处、资产经营、图书馆、信息中心等整合为资源服务部，将组织部、宣传部、统战部、纪委、工会、保卫等合并整合为党群管理部。在大部制改革到位的同时，需要以制度明确这几大部门之间的横向分工、合作关系，实现部门之间的协调以及部门与院系之间的相得益彰。

（二）职能部门与学院上下联动，提高学院自主能力

加强制度建设，以明确的规范清晰地呈现高校内部治理中院系的权利和义务、职能部门的身份以及二者之间的关系，从而清晰划分学校职能部门、院系之间的责权范围，使院系与职能部门各守其位、各尽其责。校院二级管理体制实质上是要求建立学校职能部门与二级学院之间权责利对等的工作模式。

院系作为高校职能的具体承担者，人才培养、科学研究及社会服务是其不能推卸的责任，需要学校将更广泛的人、财、物等资源配置权授予院系，让院系成为学术资源配置的真正主体。资源是学院教学、科研和服务社会的物质基础和人力资源保障，缺乏必要的资源或资源配置不当，势必影响学院战略的有效实施。在赋予学院充分办学自主权的同时，必然要求行政职能部门把工作重点从直接管理转移到督促检查和协调服务上。明确行政职能部门主要职能是宏观调控，具体应该发挥指导、监督和协调作用，提供更多、更专业的咨询服务。

（三）学校与学生之间加强沟通，提升学生爱校情感

良好的内部治理体系不仅应当自上而下贯彻执行，而且应该保证自下而上途径的畅通。从二元主义视角来看，高校中仅有两个主体：一为学生，二为以教职工等为代表的学校一方。因此，学生应当具备参与学校治理的权利而且应当具有较大发言权。在现有与院系领导、校领导交流的基础上，增加学生与职能部门的交流，学生在与院系领导、职能部门领导的定期交流中反映诉求，在与校领导的交流中反映之前诉求的反馈和落实情况，并将其以制度形式固定下来。同时，要保证校长信箱以及学生在非常情况下可以

直接联系校领导的渠道畅通。此外，在教职工代表大会效力得到保证的基础上，要求院系教职工代表的产生必须经过所在院系在校学生的民主投票，根据教职工和学生的投票情况决定教职工代表人选，以此保证学生的利益诉求。同时，改变教师和学生之间的单向关系，帮助学生在一定程度上制约教师，有利于形成良好的师生关系。

第三节　"和合"思想在高校协同育人中的实践

一、"和合"思想在专业建设中的实践

国家级实验教学示范中心对于推动高校实验教学改革和实验室建设，带动省级实验教学示范中心的建设和发展，提升全国高校实验室工作的整体水平，加强大学生实践创新能力培养，促进创新人才培养模式改革，提高实验教学水平和高等教育人才培养质量，发挥实验教学改革的"辐射源、示范田"等方面具有十分重要的意义。以浙江中医药大学国家级中医药学实验教学示范中心为例，该中心"以多学科综合优势推进人才培养，以科学研究的强势支撑人才培养，以现代化教育途径提升人才培养"，不断创新实验教学模式，优化实验教学内容体系，取得了丰硕的成果。

（一）服务学科建设，打造专业特色平台

以浙江中医药大学中药学院为例，其整合实验室资源，以人才培养为目标，依据实验教学基本规律，对实验教学活动各个环节进行系统全面的整体设计，创建"一体化、多模块"的实验教学组织形式，凸显"以中为源，以药为本"的专业特色。基于实验室相对独立，使某些实验课内容互不衔接、布置雷同等情况，教学示范中心以学科相近、基础融通为原则，构建以平台为依托的"课程群"模式，综合中医学、药学、中药学、药剂、栽培等专业实验课程，围绕中药研究与开发的实践过程，建立包括资源实验教学平台、化学实验教学平台、药理实验教学平台、炮制制剂实验教学平台多模块的实验教学体系。

基于课程体系，以中医药学课程设置为主线，整合专业课程相关实验项目，设置"阶梯式、复合型"实验教学模式。"阶梯式"是指实验教学考核模式体现阶梯式层次式上升，服务课堂教学。第一阶段实验以基础化学为主，着重培养学生的安全意识和方法学技能，第二阶段侧重生药等形态学学习，第三阶段以药理（动物实验方法学）、制剂、分析化学（精密仪器分析）为主，学生通过药物的化学合成，天然药物的提取分离及结构修饰，中药的提取制备，各种制剂技术与剂型研究、药物分析、药理与药代动力研究的实验，完成从原材料药到成品药再到品质评价的全过程学习。

培养综合技能，实施"师承式，综合性"实验教学方法。将中医药"传、帮、带"的师承教育传统和院校教育模式相结合，对中医药专业学生实施导师带教制，侧重培养学生"三基"（基础知识、基础理论、基础技能）和"五能"（辨、效、制、析、用），促进学生学习能力培养，以促进中医药更好地传承。同时，针对以往教学中缺少中医药系统研究的实验环节，学院重点开展跨学科的专业综合实验课程建设，开设《中药专业综合实验》，选择典型中药，注重上下游课程之间的渗透和衔接，协调把握课程的相对独立性和连续性，体现多个关联课程整体设计实验内容，实现优化组合。

（二）依托开放性实验室，构建实践创新平台

把学科优势转化为人才培养优势，依托重点优势学科提升专业水平，培植品牌特色专业。依托重大科研项目及成果，丰富拓展实验教学内容，开设具有综合性、设计性，贴合实际生产的模拟实验，推进精品课程建设，提升教学水平；依托国家级中药学教学实验示范中心，为本科生参加开放性实验和开放性课题研究活动创造条件；依托优秀拔尖人才和创新团队，推进名师、教授指导实验教学。围绕中草药、创新药物的研究与开发对人才培养的要求，培养学生动手能力和开拓创新性思维，以创意启创新，以创造促创业。

（三）借鉴慕课理念，搭建虚拟共享平台

慕课（MOOC），是近年教育领域出现的面向社会免费开放的新型网络课程模式，既不同于以教为主的传统教学，也不同于以学为主的网络教学，MOOC 以教学并重的模式被越来越多的高校整合嵌入，用于优质课程的资源分享。在我国，目前大部分高校都已建立起较为完善的网络实验管理平台，但在实验技术网络平台的交互性建设方面研究还不多，多数教学资源没有对外开放共享。因此，以 MOOC 兴起为契机，更新教育理念，加强药学类专业实验课程开放式网络式虚拟实验教学体系，是高校未来实验室的发展方向。

（四）建设成为中医药学国家一流本科专业

如浙江中医药大学依托浙江省重点建设高校优势特色学科、省"十三五"一流学科 A 类——中医药学，紧扣"健康中国2030"战略，秉承"传承精华，守正创新"的思想，遵循"传承有特色、创新有基础、服务有能力"的培养原则，立足浙江、面向全国、对接国际，培养"热爱中医药、基础扎实、创新力强、可塑性好"的高素质中医药人才。通过持续深化传承创新人才培养模式，加强师资队伍建设和校企合作，持续深化课程体系和实践教学体系改革等举措，经过34年的建设与积累，中医药学专业在人才培养方面成效显著。2019年，浙江中医药大学中医药学专业入选国家一流本科专业。

二、"和合"思想在学科建设中的实践

当前我国正在深入推进经济转型升级战略，积极建设创新型国家。随着经济建设的不断深入和中医药行业的不断发展，需要大力培养中医药学领域复合型创新人才。面对中医药学专业涉及课程、学科众多，课程设置相对独立，亟待加强学科与专业之间、学科与学科之间、科研与教学之间的资源共享，研究构建创新性人才培养体系，加大复合型创新人才的培养力度。因而如何努力突破高校内外的体制障碍和壁垒，高质量地培养中医药专业复合型创新人才以满足形势发展的需要，已成为中医药高等教育所面临的十分严峻的问题，研究和构建相关人才培养体系已迫在眉睫。因此，综合利用高校内外的资源优势，积极挖潜，克服自身的体制障碍，探索教育模式转变，高质量地培养中医药专业复合型创新人才，是教学改革重要方向。现以中药专业为例加以证明。

（一）构建中医药专业学科综合训练平台

从欧美等发达国家的教育体系中借鉴和学习，以切实可行的方式构建和运行学科综合训练平台，培养中医药复合型创新人才。为了打破课程壁垒，以具体的"案例实验"，对抽象的理论和技术进行梳理和整合，综合串联各门专业课程中繁杂的重点知识内容和操作技能开展学科综合训练，中医药专业的本科生通过参加本专业的学科综合训练，促进知识的融会贯通，举一反三，发掘创新意识，提升创新能力，全面提高综合素质，为培养复合型中医药创新人才发挥积极作用。

（二）中医药专业学科综合训练的内容和方式

在学生的毕业论文答辩工作前，系统完成学科综合训练，串联和巩固课程相关知识，通过实验对于创新药物及新型制剂的研发、生产实际应用等有了更加深入的理解和认识。

在学科综合训练的教学中，强调学生自主学习，着重要求学生做好预习并完成预习报告，在实验中规范操作，强调在仔细观察和认真完成原始记录的基础上，完成数据整理和实验报告并进行总结，在进行集中讨论和交流后，学生再总结。教师的讲解和指导作为辅助，学生按照要求，书面完成预习报告、原始记录，完成实验报告和集中讨论报告等各项作业。由于每一步的产品为下一步原料，上一步的实验结果会影响下一步的实验，因此通过预习—实验—总结—再总结的模式，引导学生自主学习，巩固夯实每一环节（领域）的知识与技能，再进入下一环节（领域），在融会贯通和系统运用中，巩固和加深专业理论、知识和技能，在促进学生自主学习、自我管理的基础上，灵活运用专业知识，提升独立思考能力和发现、分析、解决问题的能力，提高科学素养，了解中药新药研发过程，引导学生在学习过程中自觉培养创新意识和创新能力。

（三）中医药专业实践能力的拓展

从高校内部进行挖潜、整合，并开设学科综合训练，充分利用高校自身以及本地医院、药企和市食品药品检验所等同行业企事业单位的资源优势，使学生开阔眼界，系统深入了解行业现状与发展前景，以及各岗位对于人才的实际需求，构建校内外实训基地群。

实训基地群的建立，可以实现高校内部的协同培养，建立本校内部的资源、专业技能、技术的分享机制；高校外部的协同培养，为本行业企事业单位的协同培养，这在一定程度上实现了本校与其深度融合，构建协同培养平台与模式，以多主体、多位点共同协作，相互配合与补充，开展产学研一体化的系列实践，促进人才培养与国家行业需要的对接。不仅协同培养本科创新人才，而且还可以进一步将培养对象向人才培养的下游拓展至对硕士研究生和博士研究生的培养。因此，本科生全部前往实训基地群到行业第一线进行参观实习，可以帮助学生通过了解行业需求及其现状和未来发展方向，规划自己的发展方向，有力地促进了学生实践能力面向实际应用的拓展。从而全面提升了学生的学习动力、实践能力、综合创新能力和未来岗位的适应能力。

在国家建设创新型国家的方针指引下，在目前历史发展的重要时期，中医药创新由于系统研究起步晚、难度大，但其作为民族瑰宝必须尽快发掘、弘扬和传承。因此，亟待加强中医药专业学生创新能力的培养。我们通过构建中医药专业学科综合训练平台开展系列训练培养创新能力，并通过建立实训基地群提高和拓展实践能力，促进学生找准个人发展方向，培养学生在自身成长过程中自我规划、自我管理和自主学习的能力，大大促进学生在校学习期间的成长和综合能力的提升，同时促进毕业后就业竞争力和未来发展动力的提升，而且显著扭转了过去重理论轻实践、重记忆知识轻实践能力、重专业知识轻人文素养的状况。从而使我们为培养多元化复合型、实践型中医药创新人才构建新型培养体系，并使之成为培养和造就全面发展的高素质人才的模式，是一种具有引领性的新型人才培养体系，将促进和推动我国创新性国家建设时代背景下的中医药创新人才培养体系的建设。

三、"和合"思想在管理服务中的实践

开展大学生创新创业训练促进学生全面发展，促进高校转变教育思想观念、改革人才培养模式，有助于培养适应创新型国家建设需要的高水平创新人才。当下中医药发展迎来了难得的历史机遇期，中医药的发展也面临着前所未有的机遇与挑战。拥有创新意识和创新能力的中医药高等人才，是中医药走向现代化、国际化的有力保障，也是中医药更好地服务社会的重要支撑。中医药院校以创新专业人才为培养目标，将科研活动作为大学生科学素养和创新思维培养的重要途径。

（一）构建高校职能部门协同工作机制

高校成立创新创业教育工作领导小组，由校长担任组长，分管学生工作的副书记和分管教学工作的副校长担任副组长，成员由学生处、研究生院、人事处、教务处、科研处、社会合作处、后勤管理处、团委等部门领导及二级学院分管学生工作和教学工作的院领导组成。领导小组不定期召开会议，统筹协调全校创新创业教育工作。

（二）创新创业项目选择

在创新创业项目选择上，依托学校大学生创新创业计划训练体系，建立兼顾创新性和可行性的中医药专业创新创业研究项目选择评价标准，确定既符合中医药领域发展前景，又体现现有技术新特点的创新创业选题。在调研选题时，既要坚持学生为主的指导原则，又要考虑到中医药高等教育规律和中医药人才成长规律，还需要充分重视中医药产业的监管标准要求，兼顾产品创新性的要求，建立兼顾产品技术创新性和操作可行性的研究项目选择评价标准。

（三）构建多专业融合的创新创业指导体系

要实现中医药专业大学生创新创业热情的激励和实施，就需要建立多学科、多专业、多导师联合的指导体系，构建具有中医药特色的大学生创新指导团队。鼓励学科交叉，体现中医药专业特色，注重创新创业教育与学科专业教育相融合，将创新创业项目进程与专业技术、意识培养相结合，让学生扎实掌握项目涉及的专业知识技能，同时也及时了解学科前沿知识和发展动态，培养学生专业思维能力，激发学生科研兴趣。

如中药专业在实践中形成能够提供中药产品、药食两用产品等中药学专业类项目开发所需共性技术的多专业融合的指导教师团队，建立具有中医药专业特色与优势的创新创业培养体系。组建由中医学、中药学、中药制剂、中药分析等相关专业教师组成的大学生创新创业导师团队，导师团根据专业方向进行技术分工，在项目可行性分析、项目立项、考核时综合讨论、评议。建立多专业融合的创新创业指导教师团队合作方案，为学生提供多学科、跨专业、专业理论和实际技术操作指导相结合的指导团队。

（四）构建创新创业项目实践平台

实验室是进行科学探究和实验教学的主要场所，也是提高大学生专业实践能力与创新能力的重要平台。通过整合教师实验室资源，建立学生创新创业实践教学平台。将相关专业科研实验资源联合利用，并明确材料、物品、仪器的使用与维护等经费保障。通过联合实践教学中心等省级实验教学示范中心、校院两级创新创业基地、学院分析测试中心等大型科研创新平台，实现科教资源共享，扩大大学生创新创业平台。

构建项目实施平台与运行的方法，联合教师实验室资源，建立起学生创新创业项目实践平台。大学生与指导教师之间沟通协调，确定大学生创新项目所需科研实验资源的分配与利用。通过项目运行经费，保障材料、物品、仪器的使用、维护等事项的经费支出，确保大学生创业项目研究的顺利、良性发展。项目进行中，实验材料采取使用者负责购买、保管，所需仪器使用与维护由指导教师完成。如耗材产生费用，根据具体情况与金额，由项目负责学生或指导教师报销解决。

第六章

"和合"思想与产学研
协同育人实践

第一节　"和合"思想产学研协同育人概述

一、"和合"思想产学研协同育人的内涵

　　高等教育学校"和合"思想产学研协同育人是一个由高校与企业、行业、科研院所等高等教育利益相关主体组成的多层次、高度有序的复杂系统。产学研合作的实质是促进技术创新所需各种生产要素的有效组合，涉及多方主体。在这个复杂系统中，上述各层次的组织结构，通过资源共享、优势互补、深度合作，达到多方和合联动、协同育人目的。

　　"产学研协同育人"一般是指高校、科研机构与企业/行业的合作育人。"产"是指企业和行业，"学"是指高校，"研"是指科研机构，"产""学""研"三者互为支撑。其中高校在人才培养中处于主体地位，企业/行业既是人才的需求方也是相关教育资源的提供方。我国产学研合作始于计划经济体制下的政府推动型合作，逐步发展到市场经济体制下的需求驱动型合作，历经六十余年发展。自1992年原国家经贸委、原国家教委、中科院在全国范围内组织实施"产学研联合开发工程"至今，国家一直致力于推动产学研合作步入市场化轨道。这些年来，从引导产学研相结合到促进产学研紧密融合，再到推动产学研深度融合，产学研合作一直是我国技术创新体系建设的重点内容。高等学校创新能力提升计划，也称"2011计划"，是中国高等教育系统又一项重大战略举措，项目以人才、学科、科研三位一体创新能力提升为核心任务，通过构建面向科学前沿、文化传承创新、行业产业以及区域发展重大需求的四类协同创新模式，深化高校的机制体制改革，转变高校创新方式。随着产业界对具有创新能力和创业精神的人才需求前所未有地高涨，产学研融合逐渐成为高校创新创业人才培养的必然选择。

二、"和合"思想产学研协同育人要素分析

　　中医药高等教育人才培养是一个系统工程，要实现这个工程的高质量，需要系统内各要素和合，产生更强大的整体性效应。在中医药高等教育"和合"思想产学研协同育人系统内，构成要素可分为主体要素、制度要素、文化要素。

（一）主体要素

　　"和合"思想产学研协同育人的主体要素包括政府、高校、企业、行业、研究机构等。这些主体需要在"育人"这个基本点上达成一致。政府部门在育人过程中发挥宏观管理、引导和整体协调作用。各级政府部门根据社会发展需求，指导高校明确"培养什

么样的人才"的目标和"怎样培养人才"的方法途径，进而促进高校专业内涵发展、课程建设和课堂教学改革；通过政策引领和沟通协调机制、资源整合机制、协同育人机制、利益分配机制、人事与考核激励机制和评价机制等运行机制改革，引导和协调科研院所、行业企业最大限度地发挥各自优势和积极作用，共同参与到高等教育人才培养当中。

专业知识和技能的应用实践是高等院校创新人才培养的必要环节，需要科研院所等研究机构、企业等人才培养受益方的协同参与。企业使用人才，渴望学校输送的人才符合需求；研究机构追求研究成果能在校企合作中实现增值，因此高校、科研院所、企业应发挥各自的组织特性和资源优势，即高校传授专业知识，科研院所、企业提供具体的应用实践，而行业可以整合企业和科研院所的诉求，影响学校的专业和课程设置，但不能与"育人"目标相悖。各方协同，使专业知识和具体应用相结合，建构联合培养的体制机制及平台，最终实现"和合"培育符合社会需要的高等中医药人才。

（二）制度要素

高等院校在体量、角色与功能方面不断扩张和走向多元化的同时，主体要素之间的联系日益紧密，经费、资源、技术及政策等外部供给构成了高等院校赖以存在的重要基础。虽然产学研协同育人的主体要素之间存在利益共同点，但是它们不会自发和合，必须要进行契约联结，因此，制度是制约"和合"思想产学研协同育人的关键要素，影响协同育人的各种政策文件和法律法规。

在这个过程中，政府应当体现其主导作用。政府在大学利益相关者中居于核心地位，其通过制度供给、经费投入、评估问责等多种方式干预大学的办学过程。政府宏观层面上的制度与政策调控主要集中于管理体制、办学体制、投资体制、招生与就业制度等方面。在"和合"思想产学研协同育人模式中，政府为高等教育发展提供一定的场地、基础设施、经费渠道、师资队伍建设、社会地位、法律法规保障及发展高等教育的政策支持；同时根据行业和社会发展需求，对高校学科、专业设置和基本建设任务予以方向性指导，如根据"健康中国"国家战略，通过双一流学科、专业建设，促进中医、中药专业的发展。政府通过对高等教育结构要素的调整，如在对招生计划与名额的调整、学科专业的审批、教师编制制度等，优化高等教育结构，促使高校培养适应经济社会发展现实需要的各级人才。

国家不断提出联合培养的相关纲要和文件，鼓励产学研协同育人模式。如《国家中长期教育改革和发展规划纲要（2010—2020年）》在提高高等教育的科研水平方面，提出"促进高校、科研院所、企业科技教育资源共享，推动高校创新组织模式，培育跨学科、跨领域的科研与教学相结合的团队"。另外，也强调扩大教育开放以加强国际合作。国务院在《加快推进教育现代化实施方案（2018—2022年）》的文件中提出"健全产教融合的办学体制机制，大力推进产教融合、校企合作，开展国家产教融合建设试点"。为了落实中央要求和适应新技术革命和产业变革对卓越创新人才的要求，明确要坚持问题导向，要"问产业需求建专业，问技术发展改内容，问内外资源创条件"。

高校是高等教育发展的主体，高校在"和合"思想校所协同育人过程中，必须紧紧围绕"培养什么人、怎么培养人、为谁培养人"这一根本问题，在政府宏观调控及政策引导下，通过优化学科专业结构，完善师资队伍，优化课程体系等，努力提升自身的办学能力和治理水平，提升高层次人才培养水平。

（三）文化要素

"和合"思想产学研协同育人是一个复杂的系统工程，不是简单的"1+1=2"，即使有制度约束，也不一定能够产生最优效用。文化是无形的驱动力量和深层次的影响要素，如果协同育人各主体都能够以一种崇高的使命感和社会责任感在合作过程中整合融通，就能够逐步形成共识的创新文化价值观，并使中医药高等教育的人才培养工作事半功倍，因此，文化要素也是"和合"思想产学研协同育人的关键要素之一。

从协同主体角度来说，文化要素包括校园文化、企业文化、行业文化、社会文化、市场文化等；从协同内容角度来说，包括物质文化、观念文化、制度文化等。高校应吸取优秀的企业文化与校园文化相融合，丰富校园生活并把优秀企业所崇尚的质量文化、效率文化、工匠精神等融入办学核心理念中，让学生在耳濡目染中接受优秀企业文化的熏陶；高校需要根据企业提出的要求和建议，及时调整教学方式方法，主动适应社会和企业需求，不仅将企业文化通过各种途径引入学校，也要让学生直接到企业里感受企业文化和管理模式，实现校园文化与企业精神的有机融合。

第二节 "和合"思想产学研协同育人的途径与运行机制

一、"和合"思想与产学研协同育人的途径

（一）主动对接产业需求，调整专业设置

专业与产业的对接只是产学研"和合"的必要条件。只有对接，没有教学环节的融合，只是一种形式上的连接，不能算是真正意义上的产学研"和合"。高等教育在发展过程中，要不断调整专业设置，使其与产业需求对接。专业设置与调整是高等教育与社会需求紧密结合的纽带，是高等教育主动适应社会需求，提高人才培养效率的关键环节。高等教育专业设置要实现与社会人才需求对接，需要与行业企业建立起紧密的合作伙伴关系，让企业直接参与学生培养全过程。主动适应地方产业需求，科学设置专业，及时调整专业设置，保持其与区域产业的动态对接，能有效提高人才培养对产业经济发展的贡献度，促进产业融合协同育人深度发展。

（二）共商课程建设与开发

课程是落实教育目标的主渠道，是传授知识技能，形成思想观念，培养行为习惯和能力的重要载体，而基于产业发展需求的课程建设与开发是高校产学研协同育人的关键环节。高校和企业通过共同建设课程，制定课程标准，开展课程评价，共同推动课程实施，使学生通过对系列课程的学习，获得专业技能、职业道德、职业文化等全方面的培养和发展，实现产学研协同育人。

因此，产学研融合必须从课程出发，形成一套与时俱进、适应产业/行业发展的课程教学体系，将专业课程、文化课程、实习实训课程、课外竞赛活动等内容以立体化的方式与产业发展融合起来，在课程结构和内容设置上应该紧跟当前或未来企业所需的新理念、新技术等经济社会发展相关的前沿知识、技能，使企业/研究院所获得人才储备优势，促进产学研融合的稳定性与持续性。

（三）共建"双师型"师资队伍

近年来，学校培养的中医药类人才与社会需求存在一定差距，随着我国中医药产业结构的调整，技术密集型企业逐步增加，对应用型中医药类人才的需求不断加大，这就要求高校的师资队伍必须向"双师型"发展。所谓"双师型"教师，即集理论教学和实践教学能力于一体，既能向学生传授专业理论知识，又能指导学生在专业领域中的实际工作。相比传统教育中重理论轻实践而言，推进"双师型"师资队伍建设，能全面提高创新应用型高校人才培养目标。

高校通过安排教师前往企业或科研单位进行专业实践，加强实践教学，提高教师的专业度，聘请具有丰富实践经验的专家或技术专员对现有教师进行技能培训等，促进校内现有师资力量向"双师型"师资队伍转变。同时，通过积极引进相关企业或科研院所中有丰富实践经验和教学能力的工程技术人员来校做专职或兼职教师，参与教学活动，开展教学任务，改善现有教师结构，扩充"双师型"教师队伍。最后，通过制定完善的激励措施，保障"双师型"师资队伍建设，从而促进产学研协同育人模式的长效发展。

（四）共建产学研一体的科研创新平台

学科专业平台是学生进行科学研究，培养创新思维和工程实践能力的重要依托。政府引导下，高校、企业及科研院校，面向社会重大需求，瞄准前沿学科，联合共建工程技术中心等研发平台，建立开放、合作、共享科技创新平台的体制机制，通过开展科技攻关、项目联姻、成果孵化等多种方式，组建以优势、特色学科为核心的高水平合作科研团队，在加速促进科技成果转化及产业化的同时促进高校创新人才培养。

（五）基于产业需求开展科研项目实践创新

以基于企业生产技术需求的科研项目为实践主体开展实践创新研究，能有效促进产学研协同育人各方——高校、企业和科研院所的深入合作，达到协同育人目的。高校教师通过横向课题研究和为企业技术服务等方式，参与企业新产品开发、新工艺优化设计以及设备改造等产业关键技术或瓶颈问题研究，可丰富教师自身的实践经验，提升综合能力。同时，将项目有机地融入教学，能有效实现校企在技术攻关中的合作，人才在深度合作中培养的目的。教师参与产研项目研究的结果，可为课堂教学积累现实素材，使课堂教学更加生动的同时，让学生不断接触真实项目，提升学生对解决产业现实技术难题的兴趣，利于学生出校后能真正快速地与社会需要相对接。

（六）共建联合培养实践基地

实践是培养学生专业技术能力和综合能力的有效途径，在企业或科研院所设立专业对应的实践教学/培养基地，可以作为高校与企业及科研院所"产学研"协同育人模式的纽带。在课堂学习之外，学生进入实践基地参与企业的生产、建设、管理和服务，参与科研院所应用型科学研究，了解行业、社会所需，将理论教学和实践活动相结合，可让学生在巩固理论知识、培养实践技能的同时，受到企业文化的熏陶；另外，不定时安排学生到企业参观，邀请企业专员现场讲解企业文化在生产实践中发挥的作用，让学生了解企业的运行模式、发展前景以及用人要求等，有利于明确学生的职业方向，使其能在毕业后迅速适应工作环境，提高人才培养成效。而企业和科研院所也可通过该模式，为自己的人才库储备人才，促进自身快速可持续发展。

（七）产学研协同培养研究生

近年来，我国研究生培养模式已由学术型人才培养逐渐转变为以工程应用型的专业学位研究生为主体的培养方式。产学研协同育人是地方高校培养专业应用型人才的有效途径，能实现高校人才培养与用人单位人才使用之间的无缝连接，构筑高等应用型人才的培养体系。以产学研合作教育为基础的专业学位研究生培养，能有效改善现行研究培养重理论、轻实践模式，研究生创新能力和解决实际问题能力相对薄弱的不足，培养能适应产业、行业和社会发展需求，具有综合运用多方面知识解决行业问题能力的高层次创新人才。

二、"和合"思想产学研协同育人的运行机制

产学研协同育人的运行机制，即在产学研合作中能保证产学研融合及合作目标实现的活动规则、运行安排和方式方法。协同育人有效运行的基本原则是"优势互补、资源共享、互惠互利、共同发展"。协同育人强调目标一致、资源整合、关系协调、利益共享，即要发挥产学研不同主体优势，汇聚政策、市场、人才、技术、资金等不同资源，协调各主体之间的关系，实现互利共赢。协同育人运行机制主要包括平台与规则、利益平衡与共享、合作与共享、沟通与反馈等四种机制，通过这些机制来进行产学研主体间

的目标协同、利益协同、资源协同和关系协同。

（一）平台与规则机制

产学研协同育人是多方共同参与、共同管理的过程。协同育人需要设立专门的组织与实施机构、搭建有效的协同平台，如共建实习实训教育基地和产学研基地，签订合作协议，搭建协同育人平台和明确主体间育人权责，进行协同育人主体间的目标协同；开展人才聘用，依托专业、教学和科研，开展教学与学术研讨和学术讲座，开设定向培养或订单式的企业／行业学院，联合举办实习、毕业招聘会等进行人才、科研资源和就业资源的对接与共享，实现合作育人与合作办学、合作就业与合作创新，进行协同育人主体间的资源共享。搭建科学协同育人平台，构建基于研究项目、订单式合作、平台互助及战略联盟等不同平台模式。

（二）利益平衡与共享机制

产学研合作主体在制度、观念、管理和思维方式等各方面均存在一定差异，容易导致创新主体动力缺乏。产学研协同育人是通过优势互补实现主体各自的利益。为保持协同育人的稳定性和持续性，需要建立良好的利益协同机制，实行产学研供需对接，有效地处理好政府、高校和企业各主体的利益分配问题，通过利用高校人才高地和知识资源优势，培训地方人才和提供科研服务等，进行利益补偿并实现利益均衡，进而实现各育人主体间的利益协同机制。首先，要建立利益相容机制。高校是知识库和创新源头，高校的科研成果需要通过企业进行成果孵化和产业化，才能被市场广泛吸收，服务社会经济，实现经济利益。企业只有生产技术领先、竞争力强的产品才能使产品的市场优势明显，经济效益可观。双方应对付出的价值进行权衡，找到利益分配的契合点，从而较好地解决产学研协同过程中利益分配问题。其次，要建立高校教师创新评估机制。高校内部应建立起产学研创新的评估机制，对教师的创新成果进行鉴定，对教师的专利发明和创造充分肯定并建立相应制度保障。最后，要建立创新激励机制。政府应出台政策，鼓励高校、企业进行技术创新，对发明成果或专利进行个人奖励或单位奖励，对国家或社会经济生活有重大贡献的发明专利或技术创新成果要进行扶持。设计科学合理的激励机制。要对产学研协同各主体的内在需求进行分析和评估，有针对性地采取激励手段，真正实现激励管理的目标。在协同育人过程中，协调不同利益主体之间的关系，平衡不同利益主体的利益，实现各自利益主体的利益需求，从而达到合作多赢，进而维系和深化产学研结合，推动协同育人持续有效开展。

（三）合作与共享机制

一方面，强调产学研协同育人的合作模式、内容，根据实际情况采取企业配合模式、校企／校所联合培养模式以及校企／校所实体合作模式，探索工学交替、订单培养、顶岗实习等不同途径；另一方面，强调探索协同育人的资源对接共享机制，如师资互聘、实训基地建设、课程开发等"共建共管共享"机制，将教育侧与供给侧的教育链、人才链和产业侧与需求侧的产业链、创新链有机衔接，将岗位需求与职业要求、产业诉求有机结合，实现产业和专业对接。

（四）管理协同机制

管理协同机制，就是用新的管理经营思路，设计全新的管理模式，运用高效的管理手段，达到预定的协同育人战略目标。通过制度化的管理，规范高校、企业、科研院所在协同育人中的职责，加强政府、企业、高校及科研院所的战略协同，建立各主体之间的优势互补、产权共享、风险共担的互利合作模式。政府提供课题或项目的申报条件、资金和相关政策；高校提供前沿研究成果、技术专利等；企业根据自身产业特点，把高校的科研成果产业化、市场化，并反哺高校的科研创新，使高校的科技创新能力更强，这样从研发到市场之间形成零距离的良性互动，相互促进，协同发展。要利用政府的科创园、产业孵化器、研究所、高校、产业创业园等，把产学研有效地结合起来，为企业提供科技政策咨询、科技攻关、技术和资金支持，使政府、高校、科研机构在技术评估、科技法规、知识产权、创新服务等方面发挥重大作用，促进成果转化与成果利用。

（五）沟通与反馈机制

在协同育人的多主体之间，需要建立长效的协商、对话、反馈的沟通协调机制。健全产学研协同实践育人模式的沟通与反馈机制，有利于学校更好地了解整个协同育人的实施过程，改进和提升教学质量。建立线上线下多种沟通渠道，开展学生、教师和企业的满意度调查，成立问题反馈和领导小组，建立高层之间的沟通联系机制，双方互派人员不定期走访，建立多形式、多渠道的沟通方式，如召开座谈会或研讨会等，搭建良好的沟通平台，形成通畅的沟通反馈机制，保证问题沟通的准确性与时效性。

第三节　"和合"思想在产学研协同育人中的实践

一、"和合"思想在产学研协同育人中的实践方式

"和合"思想指导下的产学研协同育人模式实质上是一种高等教育各利益方优势互补、各方力量协同、各方利益获得良性互补的合作发展模式。在这种模式中，高校可为企业和科研院所提供发展所需智力支持和人才储备；科研机构具有极高的科研能力，研究领域贴近实际生产需要，能为大学生提供优质的学习、实验等资源，使学生在加强实践能力的同时，提升科研水平；企业可为高校和科研院所提供项目、资金支持并促进科

研成果转化。经过多年的发展，产学研合作模式越来越多样化。目前，比较成熟的合作模式主要有基于具体项目的合作、共建研究中心等，建立长期合作关系、成立产业技术联盟及搭建合作平台等。

（一）以科研项目为载体的产学研协同育人

联合承担重大科研项目是凝聚高校、企业和科研院所资源的有效模式。产学研合作进行行业关键技术和应用基础研究，在有效解决长期困扰企业难题的同时，可为高校培养一批专业性创新人才。如山东商业职业技术学院构建了项目导向的"产学研"协同育人模式，该校在校内建立了承载实际项目的产学研合作平台，通过搭建平台吸引企业项目进入学校，形成兼顾项目动态性和教学稳定性的矩阵式组织架构；通过人才汇聚等机制建设，组建跨界项目团队；通过优选项目类型、匹配教学环节，使优质项目导入教学，教学成果反哺社会，最终实现产学研协同育人，教学相长。

（二）基于共建协同创新科技平台的产学研协同育人

高校主导建设的协同创新中心等产学研合作平台是达成企业、高校、科研机构长期合作的有效模式，也是高校培养创新人才的重要途径和方式。产学研合作平台可以为创新人才培养提供更多优质教育资源，并最终形成集教育、科研、转化、生产、活动、企业孵化等众多功能于一体的综合基地，取得多方收益的效果。江南大学通过推进食品安全与营养国家协同创新中心的培育和组建，以中心为依托将国内外食品领域知名高校、科研院所和国内食品龙头企业的资源引入人才培养过程，建立多机构、多部门、多单位的行业开放式协同创新人才培养机制，形成导师团队协同培养、跨学科协同培养、行业开放式协同培养、国际化协同培养等培养模式，切实提高了产学研协同创新人才培养的质量。除科技平台以外，还有以试验示范基地为载体的产学研协同育人模式。该模式着重实践育人，通过构建育人为核心的"产学研"三位一体实践育人共同体，实现产学研协同育人。

（三）基于共建地方研究院所的产学研协同育人

政府引导，高校、企业和研究院所共同参与的地方专业化研究院所建设是推进产学研协同创新人才培养的有效方式。江南大学与宿迁市政府联合建立江南大学（宿迁）产业技术研究院，通过产学研合作项目，有效促进了科技成果在宿迁的转移转化，提升了宿迁市创新能力，培养了一批既有理论知识，又有企业实践能力的产学研创新人才。基于产业集群的产业学院建设是产学研协同育人的新模式。该模式以产业发展需求为驱动，以岗位适应能力和技术创新能力为培养目标，通过解决高校教研与产业实际脱节的矛盾，培养能够快速融入产业技术的创新型人才，促进产业链上下游协同合作，实现政府、科研院所、行业企业之间的协同融合。

二、"和合"思想在产学研协同育人中的实践——以浙江中医药大学为例

《高等教育法》明确指出：高等教育的任务是培养具有创新精神和实践能力的高级专业人才。在"和合"思想指导下，浙江中医药大学不断探索高校培育与产业流动的人才培养新机制，形成学校主动服务经济社会发展，企业重视"投资于人"，科研院所协同育人的产学研协同培养模式，并取得良好成效。

（一）共建协同创新科技平台，实现产学研协同创新人才培养

浙江中医药大学携手浙江省中医药健康产业集团共建了全国第一个省级中医药健康产业平台，就发展中医药教育事业和大健康产业建立战略合作关系，聚焦"道地药材种植""中药研发制造""中医药文化产业"和"中医医疗康复养老"四大板块，培养出一批批富有创新意识并能从事中医药生产、经营、科研、教学、管理等方面工作的中医药专门人才。

此外，浙江中医药大学牵头，与浙江省中药研究所、浙江省食品药品检验院、南京中医药大学、浙江康莱特集团有限公司、浙江中医药大学中药饮片有限公司和浙江省寿仙谷药业有限公司等核心协同单位共建了省级"2011协同创新中心""浙江道地中药产业化协同创新中心"，围绕浙江道地中药产业化过程中存在的科学问题和技术瓶颈，通过多学科互补交融，进行协同攻关、集中突破，为中医药领域的人才培养、学科建设、科学研究提供示范引领作用。期间，学生与来自全国高层次中医药领域的科技创新人才和领军人才交流学习，通过协同完成浙江道地中药资源普查试点工作、国家重点研发计划、国家中药标准化项目及国家中医药管理局行业专项等一批重大协同创新任务，使学生受到中医药基础理论知识的训练，提升了中药炮制、饮片加工、质量控制与评价的基本能力。

（二）承担重大科研项目，实现产学研协同科技育人

深入参与科研项目研究是提升中医药人才科研素质的有效途径。浙江中医药大学依托自身科技优势，在药学院教师团队带领下，与淳安县临岐镇政府及当地企业合作，开展淳安县临岐镇药用植物资源普查及山茱萸等"淳六味"药材品质评价等研究；组织药学院中药学、中草药栽培与鉴定等专业的学生参与《常山胡柚深度开发关键技术集成与产业化示范》项目研究，使学生在科学研究中巩固专业基础知识，提升科学素养，培养独立开展科研工作的能力。淳安县临岐镇、常山县政府在政策和项目经费等方面予以支持，所在地中药材种植基地和制药企业在实践基地和指导教师方面予以支撑和保障，助力高质量的中药专业人才培养，实现产学研协同培养。

（三）构建产学研模块化实践教学体系，实现产学研协同实践育人

浙江中医药大学坚持"厚基础、重传承、求创新"的培养目标，构建了基于中药全产业链的"以中为源，以药为本，产学研并进"的模块化中药学实践教学体系。在这一体系中，学校与寿仙谷药业有限公司、正大青春宝药业有限公司、康恩贝制药股份有限公司等大型中药制药企业及浙江省食品药品检验院、浙江省中药研究所等科研院所联合共建了实践教育基地 45 个，持续推进早期接触中药、早期接触科研、早期接触社会的培养模式。上述实践教学基地为中药专业人才培养提供了良好的实践环境、充足的专业指导老师及对接社会经济需求实际的实践内容，显著提升中药专业本科生传承创新和实践能力，实现了产学研协同实践育人。

第七章

"和合"思想与中医药
文化育人实践

以"和合"思想为导向的中药学教学实践改革中，应当注重传承精华，守正创新。本章结合浙江中医药大学的实践，探讨"和合"思想在中药专业人才培养中所发挥的文化育人作用。可以概括为四个方面：一是科学与人文"和合"相融，传承中医药文化之魂，将文化引领作用与现代科学及现代教育理念结合；二是现代与传统的"和合"联动，紧密结合社会发展与浙江产业特色，为传统产业的革新培养全面型人才；三是以"和合"博观的理念，充分突出高等院校的社会服务功能，打造多维度的文化传播窗口平台，普及中医药知识；四是打造"和合"化育的模式，以中医药文化为抓手，发展校园文化，促进学校与社会的文化交流。

第一节　科学与人文"和合"相融

中医药学源流久远，是我国传统文化中的优秀组成，被喻为打开中华传统文化宝库的钥匙。中医药学既是一门科学，又有浓厚的文化色彩。近年来，国家把研究、宣传和传播中医药文化放到发展中医药事业的规划之中，中医药院校也越来越注重在现代中医药教育中突出文化的引领作用。

"和合"思想发源于中华传统文化，它有着深厚的中华文明根基，是中医药文化的特色内涵之一。中医药文化是"和合"思想应用最直接的领域。在中药专业教学改革的谋划与实施中，离不开对以"和合"为主体的中医药文化的传承与发扬。

中医药文化是一个内涵与外延都很广阔的概念。在实际工作中，需要落实在可以切实操作的层面上。为此，有必要先讨论何谓文化，何谓中医药文化。

一、文化与教育的至臻之境——和合

（一）文化的内涵与外延

关于"文化"，学术界尚没有统一的定义，国内外有关说法不下两百种。在中国，"文化"一词最早源于《周易》贲卦《象传》中的一句话："观乎天文，以察时变；观乎人文，以化成天下。"从这个意义上来说，文化是"人文化成"或"文治教化"的意思。西汉刘向《说苑·指武》中说："圣人之治天下也，先文德而后武力。凡武之兴，为不服也。文化不改，然后加诛。"这是"文化"连成一个词的开端。在英文中，"文化"（culture）一词来源于拉丁文 cultura，含义为土壤改良、植物栽培等活动，引申为培养、练习、教育、陶冶等义。后来，著名人类学家英国的泰勒（E.B.Tylor，1832—1917）在《原始文化》一书中对"文化"下了定义："文化或文明，就其广泛的民族学意义来说，是包括全部的知识、信仰、艺术、道德、法律、风格以及作为社会成员的人所掌握和接受的任何其他的才能和习惯的复合体。"这个定义大大拓展了"文化"的内涵。我国近现代学者也对"文化"提出各种说法,如梁启超说:"文明是一个民族应付他的环境的总成绩;文化是一种文明所形成的生活的方式。"梁漱溟说:"文化乃人类生活的样法。"由此可见,"文化"包括了精神生活、物质生活和社会生活这三个方面。

文化有不同的层面。一般认为,文化包括物质形态文化、制度行为文化和心理精神文化三个层面。

物质形态文化是人类从事物质生活创造活动以及劳动物质产品的总和。物质包括满足人类生存发展所必须的衣、食、住、行等必需品。物质生产活动过程则包括生产、交换、分配、消费等环节,是人类最基本的实践活动。物质资料是人类社会存在和发展的基础,物质生产活动决定整个社会生活的面貌和发展。物质形态文化反映人类对自然的认识、利用和改造的程度与结果,反映社会生产力的发展水平,是一种可以感知的、具有物态实体的文化事物。

制度行为文化,是人类在社会实践过程中所构建的各种社会规范,以及人类在社会实践活动中所形成的关于人际交往的行为模式。大到政治制度、法律制度、经济政策、宗法制度和婚姻制度等人类的社会组织法则,小到日常起居、婚丧嫁娶、礼仪交往等民风、民俗,均属于制度行为文化。它对社会组织模式与个人的日常行为具有约束作用。

心理精神文化,也就是狭义上的文化概念,主要是指人类在社会发展过程中所孕育出来的思想、概念、意识等精神衍生品。由于民族的不同、地域的差异以及时代的演变,各个国家和地区的心理精神文化存在着鲜明的差异性。不同宗教信仰也会形成独具特色的精神文化。

以上三者,心理精神文化是文化的内核,反映的是人们的内心世界,是文化的最里层、最深层的本质内容。制度行为文化是介于精神文化、物质文化层次之间的中层。物质文化是文化的最表层的有形部分,是精神文化、制度文化、行为文化的物化形式,在它们上面凝结和反映着人的观念、需求和能力。

(二)中国传统文化的"和合"特质与教育功能

文化可以用不同的标准来分类。例如从区域的角度分类,可以分为东方文化、印度文化等;从国别的角度,可以分为中国文化(或称中华文化)、印度文化等;从历史的角度分类,可以分为传统文化、现代文化等;从学科的角度分类,又可以分为农业文化、建筑文化、医学文化等。

从时间跨度而言,中华文化包括传统文化、近现代文化和当代文化。传统文化是中华文化的主体。中华传统文化指从远古时期到鸦片战争这一历史时期,中华民族所创造的与中华民族生存方式相适应、由历史积淀起来的一切文化成果。它凝结于中华民族思想的智慧,对近现代文化和当代文化有着深刻的影响。其中,在心理精神层面指中国人的价值观念、思维方式、宗教信仰、审美情趣、道德情操、民族性格等意识形态、文化心理状态。在物质层面包含中国人创造的种种物质文明，如交通工具、服饰、日常用品等。在制度行为层面，包括中国人的生活制度、家庭制度、社会制度以及中国人的生活方式、行为方式等。

文化的主要功能是教化，亦即教育。"文以化人"中的"化"，有变、改、化生、造化、化育等含义。其直接含义是二物相接，其中一方或双方改变性质形态，引申为教行、迁善、告谕使人回心、化而成之等。《周易·象传》中所说的"观乎人文，以化成天下"，就是指用体现道德政治伦序的诗书礼乐教化世人，与武力征服相对应。唐朝孔颖达《周易正义》说："观乎人文以化成天下，言圣人观察人文，则诗书礼乐之谓，当法此教以化成天下也。"

本书前面已经指出，"和合"是中华传统文化的核心特征之一。在此，再结合"以文化人"的文化育人特点略做论述。在中国传统哲学里，"和合"思想是调和人与人、人与自然、人与社会之间关系的一种准则，是维系人与人、人与自然、人与社会之间关系的纽带。同样也是重要的教育理念。《管子·幼官》云："畜之以道，养之以德。蓄之以道，则民和；养之以德，则民合，和合故能习。习故能偕，偕习以悉，莫之能伤也。"就是有关"和合"有代表性的古典论述。

在此基础上，我国当代教育研究者蔡先金提出了和合教育理念应用于大学教育的一些重要思想，例如指出和合教育与"以人为本"异曲同工，和合教育提倡"天人合一"的教育，符合青年成长的天性；和合教育是一种知识、能力、素质和谐发展的教育，是一种社会、个人、学科知识之间相互协调的教育；和合教育标榜全人教育、和谐教育，即理性与感性和谐的教育，健全人格的教育，自由与实用协调的教育；和合教育是以人的发展作为教育的本质目的与根本追求的教育。和合教育强调"整体和谐"与"个性发展"的统一，强调科学教育与人文教育的统一，坚持博雅与实用的统一，坚守古典与现实的统一等。这充分说明"和合"作为中国传统哲学思想的精髓之一，根据时代的发展，已经发展为一种新型的教育理念。

我国著名高校武汉大学应用"和合"思想治校，也取得了令人瞩目的成绩。2000年8月，原武汉大学、武汉水利电力大学和武汉测绘科技大学和湖北医科大学合并成新的武汉大学。为了整合四校原有的优势资源，新武汉大学明确提出构建一种"和合"的办学文化，用"和合"二字昭示四校相和的深远涵义——文、理、工、医交叉融合、有机合成。合校之后的学校以"和合"理念为指导，不仅很快实现了人、财、物统一管理，进行了学科重组与院系调整，而且在理念、制度、文化等方面，注重凝聚四校之人心，整合四校之精华，紧扣教育质量核心，坚持人才培养根本，抓住学科建设龙头，突出学术要素，大力推进校园和谐。

二、中医药文化的内涵

根据文化的三个层面划分法，结合中医药的实际情况，下面分别从精神文化、行为文化与物质文化来介绍中医药文化的主要内涵。

（一）中医药文化中的精神文化

中医药精神文化包括中医药学的哲学观念、思维方式、医德伦理，它是中医药文化的核心部分。中医药学理论的基本范畴——气、阴阳、五行等，都根植于中国传统文化。中医的思维方式以"天人合一"的思想为指导，注重整体思维、动态思维与和合思维，在观察分析和研究处理问题时，注重的是事物的功能、属性、作用，而不是形态和结构，通过直觉体悟、由表知里等方法的运用，把握人体与自然界的关联，建立了藏象、脉象、证象、药象等学说；历代名医德术并重，创造了以"大医精诚"为代表的精神文化，一直是中华传统文化中的宝贵财富。

1. 天人相应

中国古代认为，"天"有两重含义，一指自然界之天地，二指自然规律。在中国的传统思想中，天地虽至高，但一直与人有联系，中医认为天人一体。《素问·宝命全形论》中说："夫人生于地，悬命于天，天地合气，命之曰人。"因此，人的疾病、治疗和养生都要遵循天道。《素问·宝命全形论》说："人以天地之气生，四时之法成。"即人是由于禀受天地之气而产生，又依靠天地四时之法而成就。

因此，中医指出人体的生理周期与病理周期无不与自然界的周期节律相关联。人如顺应自然规律就会得到自然的养育，违背自然规律就会受到相应的惩罚。《素问·四气调神大论》说："夫四时阴阳者，万物之根本也。所以圣人春夏养阳，秋冬养阴，以从其根，故与万物沉浮于生长之门。"由于人与自然是一个统一的整体，疾病的发生不仅有内在的原因，也与人所处的地域、环境、季节等诸多因素有关，所以治疗的一大基本原则就是要因时、因地、因人制宜，就是根据季节、地区以及人体的体质、性别、年龄等不同，采取适宜的治疗方法。

中药文化中深刻地体现了中医"天人相应"的理念。中药之所以能够治病，就是因为它们也是"人与自然"的统一体中的一个部分。各种药物资源在自然界生长和形成，秉承环境因素之变化，形成了特有的自然成分，对人体会产生或寒或热等各种不同偏性。人们就利用这种偏性反应，来调整人体的病理失衡，使它成为药物。中药学最早的经典《神农本草经》首创上、中、下三品分类法，载药三百六十五种，其分类原则就充分体现了古人"天人相应"的思想理念。南朝陶弘景对此解释说："今按上品药性，亦能遣疾……天道仁育，故曰应天。一百二十种者，当谓寅、卯、辰、巳之月，法万物生荣时也；中品药性，疗病之辞渐深，轻身之说稍薄，祛患为速，延龄为缓。人怀性情，故曰应人。一百二十种者，当谓午、未、申、酉之月，法万物成熟时也；下品药性，专主攻击毒烈之气。倾损中和，不可常服，疾愈即止。地体收杀，故曰应地。一百二十五种者，当谓戌、亥、子、丑之月，法万物枯藏时，兼以闰之盈数焉。"（《本草经集注》）上、中、下三品分别对应于天道运行和四时法则。

在中药的种植与收采中，更在许多方面体现着天人相应的影响。我国中药资源丰富，据统计中国现有药用植物 11118 种、药用动物 1574 种、药用矿物 80 种。这些中药资源分布在不同的地区和不同的自然环境中。中药理论指出，收采不同种类的药材必须按不同时令，例如植物药的花、果实及全草等药用部分，具有一定的生长成熟期，错过采集季节就会影响产量和药效，采收季节、时间和方法与药用植物的质量和产量有着密切的关系。而药材所含的成分也因季节不同而有所区别。中医有"三月茵陈四月蒿，五月砍来当柴烧""九月中旬采麻黄，十月山区五味找"的说法。

另外，道地药材的形成，也与"天人相应"理论密切相关。古人认识到动物、植物、矿物药材的形成无不依赖于环境因素。例如地质背景、土壤、气候、水文、地貌、植被、生物圈和驯化技术等。唐代《新修本草》说："离其本土，则质同而效异。"这说明正是由于时空的变化，从而导致中药资源的种类及品质发生了改变。

2. 阴阳五行

阴阳学说，是研究阴阳的内涵及其运动变化规律，并用以阐释宇宙万物万象的发生、发展和变化的一种中国古代哲学理论，是古人认识宇宙本源、解释宇宙变化的一种世界观和方法论。五行学说是一种自然哲学，古人根据各种具体事物或现象的性质与特点，应用金、木、水、火、土五行属性对其进行推演和归类，从而把自然现象与社会活动、人体自身与自然环境统一起来，构建了一个无所不包、天人合一的五行整体系统。

"阴阳"与"五行"观念均形成于西周前期。"阴阳"和"五行"观念的出现是中国哲学形成和开拓的主要标志之一，对中国文化的方方面面产生了重要的作用。古代医家以阴阳五行理论阐述人体生理、病理与药理知识。《素问·阴阳应象大论》中说："天有四时五行，以生长收藏，以生寒暑燥湿风。人有五脏，化五气，以生喜怒悲忧恐。"《素问·阴阳应象大论》说："南方生热，热生火，火生苦，苦生心……"将南方、火、苦等与心联系起来，构建了人体与自然的统一体。

阴阳五行理论是中药的主要药性理论基础之一。中药的"四气"，将药物分成寒、热、温、凉四大类，就是阴阳理论在药学中的体现，寒凉属阴，温热属阳。正如《神农本草经疏》所说："春温夏热，元气外泄，阴精不足，药宜养阴；秋凉冬寒，阳气潜藏，勿轻开通，药宜养阳，此药之因时制用，补不足以和其气者也。"

"五味"即辛、甘、酸、苦、咸，是五行理论在药学中的运用。不同味道有不同的功能，如辛味属金，有发散、行血的功效，如麻黄、川芎等；甘味属土，有补养、和中等作用，如甘草、党参等；酸味属木，有收敛、固涩的效能，如五味子、乌梅等；咸味属水，有通便、软坚的作用，如芒硝、牡蛎等；苦味属火，有清热、燥湿的作用，如大黄、黄连等。

阴阳五行理论不仅用于宏观的药性分类，还可指导对具体药物性能的认识。以夏枯草为例，它为唇形科多年生草本植物，入药的是带花的果穗，其生长规律的时节性非常明显，通常在冬至后开始萌生，三四月份开花并结穗，到了五月至夏至前后逐渐枯萎，这也是其名夏枯草的缘由。一般植物都是春生夏长，秋枯冬死。夏枯草与众不同，必有其独特之处。阴阳理论指出"夏至一阴生"，由此可推知夏枯草为纯阴之体，善于清热；"冬至一阳生"，夏枯草开始生长，春季生长开花，春季属木，配于肝胆，可见其善于升发舒展，入肝胆二经。

这些有着深厚文化理念的认识，一直丰富着中药理论，指导着中医的临床实践。可见阴阳五行理论作为重要的理论中介，使中医知识与中药知识结合成一个整体，理法方药运用无间。

3. 取类比象

取类比象是中医最有特色的思维方法之一。它是思维主体运用直观、形象、感性的文字、图像、符号等工具或媒介来认识事物的思维方法。文字语言是思维的工具，中国汉字的图画性、形象性、表意性从根本上决定了中国传统思维方法以意象思维为主。"象"是意象，也是物象，用"象"进行类比、类推，使各类事物在某些功能上达到归类"合一"。中医学采用这一方法，将人体各部分与天地万物融为一体。中医借助取类比象思维将人体与自然、社会形成了统一整体，并以此来说明人体构成、生理功能、病理变化和药物功效，并指导疾病诊断、用药、治疗等。

《素问·阴阳应象大论》云："北方生寒，寒生水，水生咸，咸生肾，肾生骨髓，髓生肝，肾主耳。其在天为寒，在地为水，在体为骨，在脏为肾，在色为黑，在音为羽，在声为呻，在变动为栗，在窍为耳，在味为咸，在志为恐。"这些自然、社会、人体之象的不同组合，形成一个意象模型，从而使人体成为一个多重意象相互勾连、相互交叉、错综复杂的整体。

清代医家徐大椿在《神农本草经百种录》中说："盖人者得天地之和气以生，其气血之性肖乎天地，故以物之偏性投之，而亦无不应也。"在天人相应观念指导下，中医借助取类比象方法，形成了系统的用药法象理论体系。如张志聪《侣山生类辩·药性形名论》云："五气分走五脏，五味逆治五行，皮以治皮，节以治骨，核以治丸，子能明目，藤蔓者治筋脉，血肉者补血肉，各从其类也。如水草、石草，其性主升；梢秒子实，其性主降。甘香之品，能横达于四旁；寒麦之气，性浮沉于上下。在土之根荄，本乎上者亲上，本乎下者亲下……"这充分表明传统中医药学理论的构建中，取象比类的思辨具有很重要的作用。

现代研究指出，传统中药药性理论具有独特的知识表征（representation），中药的四性、五味、归经、升降浮沉、有毒无毒等传统药性概念是中药理论用来"反映对象的本质属性"的一种思维形式，而不是指这些概念术语一定具有"物质基础"，即中药药性不仅仅由物质基础来决定。显然这种表征带有明显的文化属性，当然其中也蕴含着科学原理。研究指出，不同中药与人体的器官组织具有亲和作用，这是某些药物归经理论的基础。有的药物已经开展了生物学效应表征研究。

（二）中医药文化的行为文化

在中国古代社会的医药活动中，形成了一系列关于医事管理、医学教育与医药应用等方面的制度与行为文化，至今还影响甚至规范着中医药人的思想言行，支配着人们学习和应用中医药知识的方式与方法。中医行为文化包括中医医事制度、中医行医方式、诊疗方式等。这是中医药文化核心价值观在中医药从业人员行为上的具体体现，是人们在中医药实践中的行动指南及处理各种关系的行为模式。

1. 医药行政管理与官方教育

中国很早就有了医药行政管理制度。周朝时出现了最早的医学分科，有疾医、疡医、食医与兽医四科，主管的官员名为医师，职责是"聚毒药以供医事"，负责收储药材的职责。春秋至秦代，设太医令主管医药。隋朝建太医署，唐代扩充太医署，成为制度健全、分科和分工明确的医学教育机构，分医学和药学两部分。医学部分有医、针、按摩、咒禁等四种，以医科为最大，培养的绝大部分是临床医生。药学部分设有药园，并有药童司药材加工制剂，药园师适时种植采集药材，共340人。宋设太医局从事医学教育，设翰林医官院管理医官，嘉祐二年（1057）设置校正书局，系统地校订和印行历代重要的医籍。尤其值得一提的是，北宋开设了官营成药机构——和剂局，后称太平惠民局，对中成药的发展起到重要的促进作用。元明清三代设太医院管理朝廷医事，并掌握宫廷医学教育，仍有设立惠民药局的做法，但因管理不善，药局没有起到充分的作用。

2. 民办医学教育

古代民办医学教育主要包括师传、家传和私学教育三种形式。

中医学具有高度的经验性、实践性和技巧性，这个特点决定了中医学以师徒传授为基本的教育模式。春秋战国时期师徒传授的情况在《黄帝内经》里有很多体现，反映了我国中医教育开展初期的一些基本史实。跟从不同的老师学习形成不同的学术门派。西汉时有重于理论的"医经"派和重于经验的"经方"派。至宋元之际，甚至出现了与儒相似的"门户"之别，有"儒之门户分于宋，医之门户分于金元"之说。

家传医学模式在古代也很常见。历代都不乏传承多代的家族式世医，如南北朝时期有东海徐氏医学世家。元代实行医户制度，要求医生家庭必须有人继承医业。明清以来各种医学世家也很普遍。家传模式的优势是习医者从小就在良好的医学学习氛围内成长，耳濡目染，潜移默化，并且能传承与发展家族秘方验药。

私学教育是指由民间创办的学校，中国历史上医学私学教育的典型是元朝出现的历山书院，还有清初张志聪、高世栻等在杭州的侣山堂讲学，晚清时陈虬在浙江温州开办的利济医学堂等。民国时期，由于政府歧视中医药，各地中医界举办的各类中医学校教育均不被教育部门认可，成为私学教育，但采用新式学校制度培养了不少中医药人才。其中，20世纪30年代在北京开办的中药讲习所开拓了新式的中药人才培养方式。

3. 医事药事规范

古代医事和药事规范主要指医者和药行在医药行为活动中所应持有的行为准则。包括道德准则与行为规范两类。

中国传统医药行业高度重视道德自律。唐代孙思邈《备急千金要方》一书中的《大医精诚》，对医药两业都有指导意义。对于医生，孙思邈指出："凡大医治病，必当安神定志，无欲无求，先发大慈恻隐之心，誓愿普救含灵之苦。若有疾厄来求救者，不得问其贵贱贫富，长幼妍媸，怨亲善友，华夷愚智，普同一等，皆如至亲之想。"对于用药，孙思邈反对滥用动物药，指出"至于爱命，人畜一也，损彼益己，物情同患，况于人乎。夫杀生求生，去生更远。吾今此方，所以不用生命为药者，良由此也"。后世中药店堂更加重视行业道德，中药业广泛流行的店铭"修合（即炮制）无人见，存心有天知"，强调道德自律和行业监督，取信于客户。北京同仁堂的店规是一副铭联："炮制虽繁必不敢省人工，品味虽贵必不敢减物力。"杭州胡庆余堂店中有胡雪岩亲书"戒欺"的横匾，特意向里悬挂，表示用于警示店员。

（三）中医药文化的物质文化

中医药物质文化是指在中医药的发展过程中人类所创造的物质产品及其所表现的文化。对人体生命的认识以及防病治病过程中，中医药发展出了众多的工具、器械和药物，创造了大量记载传统知识的著作典籍，留下了星罗棋布的医药史迹与遗迹，成为我国重要而独特的物质文化类型。可以说，中医药学在中国传统文化背景下孕育、成长和发展起来，一直与中华文明相伴而生，在具体的思想与应用领域反映了中华民族的认知方式和价值取向，是打开中华文明宝库的钥匙。

1. 古籍

中医药学典籍是中医药学传承与发展的载体，内容丰富，种类繁多，形式体裁多样。《汉书·艺文志》载医书分为医经、经方、房中、神仙四类，后世分类更加细致。从古籍的材质而分，有缣帛文献、竹林简牍、金石碑刻和纸质文献等。其中以雕版印刷的纸质刻本中医药文献为最多。

以中药古籍为例，从《神农本草经》开始，历朝不断有新的发展。最具代表性的有如下几种。秦汉时期的《神农本草经》，将所载365种药物分为上品、中品、下品三类，首先开创了药物分类方法；总结了当时医家对药物功效、主治的认识，其中绝大部分药物仍为现今临床所常用。南朝梁人陶弘景编撰《神农本草经集注》，共收药物730种，将药物分为玉石、草木、虫兽、果、菜、米食、有名无用七类，首次采用自然属性分类法。此外，还对药物的产地、采制加工、真伪鉴别做了记载。唐初苏恭主持编纂《新修本草》，共收载药物844种，由官府组织人员修订，并颁布全国，被认为是世界上最早的药典性著作。宋代唐慎微《经史证类备急本草》，共收载药物1585种，附方三千余首，保存了在此以前的大量本草资料。明代李时珍撰《本草纲目》，共收载药物1892种，附方一万一千多首，内容综合16世纪以前的动物学、植物学、矿物学及化学等多门学科，其影响超出本草学的范围，并广泛流传到世界多个国家，成为世界上著名的药学文献。清代赵学敏撰《本草纲目拾遗》，共收载药物921种，其中新增药物716种，是继《本草纲目》后又一本内容丰富的中药学总结性著作。

这些不断发展的中药古籍，总结了我国数千年的药物学知识，对世界医药学均有重要意义。

2. 器具

中医药器具在古代医疗和药事活动中发挥着重要作用，是古代工匠精神的结晶。中医方面的器具包括针具、灸具、推拿用具、手术用具等。古代针具有"九针"之制，不同形制的针具用于不同的病症。灸具有直接灸具，也有间接灸具，间接灸又称隔物灸，即用姜片、蒜片、食盐、豆豉饼、附子饼、药饼等置于艾炷与皮肤之间，不仅可以保护皮肤，还可以加强温通经络的作用。

有的中医药器具不仅有实用性，还有很高的艺术价值。如著名的"针灸铜人"，用青铜浇铸成人体模型，始刻于北宋天圣年间。铜人按照真人实际比例铸就，体表刻着人体十四条经络循行路线及穴位，并详细标注其名称。针法考试时，将铜人体表涂上一层蜡以遮盖穴位，然后给铜人体内注入水银或水。考生据题用针直接在铜人身上作答，当针刺部位错误，则无法存针，若取穴正确，针便会扎入正确穴位的小孔中，拔针后，水银或水自然会从针孔中射出。针灸铜人开中国医学以实体模型为教具的先河。2017 年 1 月，我国向世界卫生组织赠送针灸铜人雕塑一尊，它承载着中华优秀传统文化的底蕴，成为中华文化的符号之一。

中药的器具也很多，例如炮制药物所用的药碾、杵臼、研钵、药罐和药秤，炼制矿物药的丹炉，装盛成药的瓷瓶、瓷罐，都是中药药事活动的实物见证。不少在现代中药的生产、加工或应用过程中仍在发挥作用。

3. 场所与标识

古代医事行为涉及的场所主要有制药场所、诊疗场所和教学场所。古代的药堂往往同时也是诊堂，又是医药门徒的实习场所。传说东汉时张仲景官居长沙太守，他为方便百姓看病，便坐于公堂之上行医，后世为纪念张仲景，便称医药铺为"某某堂"。

历史上最早的官办药堂是在北宋设立的"太医局熟药所"，主要负责以药材的收购、检验、管理到监督中成药的制作和出售。明代以后，随着商品经济的发展，出现了许多中药业老字号。

中医药行业有许多标志性的器物。例如药店有各具特色的招幌，有的药铺悬挂名贵药材作为卖药的招幌，有的悬挂膏药模型和丸药模型作为招幌，有的以字画为招幌。例如北宋名画《清明上河图》中，有"赵太丞家"医铺，门口两侧的招牌，左边写着"太医出丸医肠胃药"，右边写着"治酒所伤真方集香丸"。

古代医药行业最出名的标识要算葫芦。医生行医往往自称"悬壶"，"壶"即"葫芦"。据《后汉书·方术列传·费长房传》载："东汉时有方士费长房，曾为市掾。市中有老翁卖药，悬一壶于肆头，及市罢，辄跳入壶中。"费长房拜老翁为师，成为当时名医。为了纪念老翁，费长房在行医时总是身背葫芦。自此，郎中行医，就用葫芦当作招牌。葫芦用于装药，有轻巧便携的特点，而且密封性好，有其独到的实用价值。

串铃又称虎撑，是古代医者常用的标识。有些走街串巷为百姓治病的"走方医"，掌手执串铃以串铃之声招徕病人。传说虎撑之名是源于孙思邈拔除卡在老虎喉咙里的骨头时，撑在老虎口中防止咬伤所用而得名。

如上述的"葫芦""串铃"等，中医药的招幌形式多样，其作用主要就是广告与宣传，有些招幌已经成为了经久不衰的标识，烙印着深厚的中医文化渊源。

三、"和合"育人——中医药文化的价值与功能

当今时代既需要运用现代科技促进中医药学发展，同时也要重视文化对科技发展的相辅相成作用，树立对中医药的文化自信。"和合"科学与人文，促进全面育人，是中医药文化应有的价值与功能。

（一）树立文化自信，促进科学与人文统一

中医药以"天人合一"的整体观为依据，将人的社会属性与自然属性、精神活动与生理活动视作不可分割的整体来对待，因而体现了人文与科学相融合的特征。正确认识这一点，有助于帮助学生思考中医药学发展的过去与未来。

20世纪中期以来，科学技术越来越加速发展。1953年，英国科学家沃森和克里克发现了DNA的双螺旋结构，推动分子生物学的进展；1997年，世界上第一只用体细胞无性繁殖的绵羊——"多莉"诞生；20世纪90年代以来，由美国率先提出并开始实施的"人类基因组计划"，基因治疗技术已经开始进入临床。

同时，科技也是一把双刃剑。20世纪曾出现过多次严重的药物不良反应事件。例如1953年由联邦德国一家制药公司合成的一种治疗早孕期间孕吐反应的药物——"反应停"，相继在51个国家获准销售。然而不久后医学工作者就发现，很多服用此药的孕妇产下畸形胎儿。到此该药副作用被证实而被停用。六年间全世界三十多个国家和地区共报告了畸胎一万余例，各个国家畸形儿的发生率与同期反应停的销售量呈正相关。反应停事件是20世纪最大的药物灾难之一。

另一方面，后工业时代西方社会的疾病谱有了很大的改变。随着传染病和其他急性病威胁的减少，人口寿命延长，各种老龄化和慢性疾病明显增加，如关节炎、糖尿病、高血压、心脏病和癌症等。在治疗手段上，细菌性传染性疾病可以被不断更新的抗菌素克服，但研发新药的模式面对开始占据疾病谱前列的慢性病、心身疾病等，却迟迟不能有新的突破。

由于西医学在发展中有诸多难以解决的问题，世界医学界在重新思考传统医学观念的现代价值，并出现向传统回归的潮流。美国罗彻斯特大学医学院精神病学和内科教授恩格尔在1977年《科学》杂志上发表了题为"需要新的医学模式：对生物医学的挑战"的文章，批评了西医学即生物医学模式的局限性，提出了一种新的医学模式，即"生物—心理—社会"医学模式，要求医生必须考虑社会和心理因素以及生物学因素所起的

相对作用。

我国自 20 世纪中叶以来，积极借鉴现代科学技术，发展中西医药结合研究，推动中医药现代化实践，在临床和科研上都取得了一定的成果。研究者运用现代医学技术证实中医基础理论的科学性，探寻某些中医理论（如阴阳、脏腑、经络、诊断方法等）的实质或物质基础。在基础研究方面，20 世纪 60 年代对阴阳学说和中医"肾"实质的实验研究引起广泛关注。20 世纪 80 年代后，实验研究方法在中西医结合研究中所占比重日益增大，阴阳、脏象、经络、气血、诊法、治则等基础理论的中西医结合研究日益活跃。中药的现代研究更取得举世瞩目的成果，从中药青蒿中发现和提取出抗疟新药青蒿素，该项成果获 2015 年诺贝尔生理学或医学奖，此外，治疗急性早幼粒细胞性白血病的有效药物三氧化二砷的研究和开发等，这些都是现代科学技术与中医用药经验相结合而取得的科研成果。

中医药虽然具有强大的生命力，但其传承方面也存在一定问题。例如部分中药资源已经被确定为濒危品种和国家保护动植物品种，必须停止应用和寻找替代品；传统中成药产品的生产和出口，必须接受当地的质量标准和成分检测。在此过程中，一些传统制剂、药物品种或医疗方法，由于经济、技术或者社会文化等多种原因可能失去生存空间，一定程度上会影响中医的临床疗效。这些都是中医药学在当今发展必须要面临和解决的问题。

要解决中医药当前的发展问题，必须从文化的高度来审视，正确认识中医药与现代科学技术在认识论与方法论上的差异，合理定位，以文化自觉树立学术自信。

以中药为例。中药分类基本与治疗诸法相对应，分解表药、涌吐药、泻下药、温里药、清热药、祛痰湿药、理气血药、消食药、平肝药、安神药、补益药、收涩药等。中药的使用与中医临床诊治规律是一脉相承的。中医辨证用药，充分发挥其临床疗效。但有些疗效还不能从现代科学角度进行解释。

从文化的角度应该认识到，中医学、西医学都是研究生命与健康问题的学科，客观上其研究主体是一致的。但是以对真理的认识来说，中西医学两者都在发展的过程中，都未能穷尽生命科学的真理。很多医学家都认为，中西医本质上是可以相通的，只是由于双方有不同的发展轨迹，带有各自的文化基因，因而形成不可通约的理论体系。但在未来的医学发展中，中西医的不可通约性存在着消解的可能性。现代科学的每一次革新，都促进了人们重新认识中医的价值。20 世纪七八十年代的新技术革命，系统论、信息论和控制论等新学科给中医以重要的启迪。科学界懂得了以黑箱、信息反馈等观念来看待中医的人体观与诊疗学，打破了近代以来单纯从解剖生理角度来评价中医的立场。同时，科学观又出现了以复杂性科学为特征的转变，认为人体就是一个复杂的系统，而中医理论也体现出与复杂性科学相通的特点，最新的科学对中医药学重视关系和平衡协调的特点有了新的认识。

中西医学双方在各自充分发展之后，认识的差异必然会逐步缩小。但这可能是一个漫长的过程。因此在生命科学发展过程中相当长的阶段内应当允许多种医学模式的并存。当然在现实中，不同国家科学文化背景不同，因此对医学采取不同的发展政策。中西医并存是中国近一百多年来的事实，中西医并重则是我国卫生事业独有的国策。中医在很多方面补充着西医学的职能。从科学文化的角度，中国必须有自己的文化自觉，坚持实施正确的中医政策。

（二）认识中医药的独特文化价值

中医药学之所以能够产生和不断发展，绵远长存直到今天，是因为其有独特的价值。

一是思维方式价值。在中国传统文化影响下，中医药学在医疗实践经验的基础上，通过比类取象的思维方法将人的生命放在自然和社会环境中加以考察，从整体上去理解生命的运动、疾病的发生、疾病的诊断、疾病的治疗，以"提携天地，把握阴阳"（《素问·上古天真论》）、使人体恢复和保持阴阳均衡为目标，以"医之为言意也"（《后汉书·方术列传》）的意会、直觉为思维的最高境界。

二是思想价值。作为中国传统文化的一个组成部分，中医学借用、移植了大量传统文化的元素来构建自己的理论体系，但这种借用、移植不是机械照搬、平行移植，而是结合临床实际需要加以阐发，不断赋予其新的意义。例如，五行就是五材，是自然界中存在的五种基本物质。但在移入中医学后，其物质资料的本义逐渐淡化，方法论的作用日益增强和突出，作为阐发说明人体生理、病理、治疗的重要工具，构建起将人体与社会、自然连接的理论模型，不但促进了中医学体系的逐步形成和完善，也进一步深化和丰富了中国传统文化天人合一的思想。

三是实用价值。在健康和疾病的问题上，中医学主张防重于治，注重养生，养生的方法以心理卫生和心的调摄为首要，把人与自然、心理与生理、情操锻炼与治疗保健很好地统一起来。这正是在科技高度发达的今天中医药学仍然受到广泛欢迎的原因之一。在长期的医疗实践中，中医学积累了丰富的临床经验，形成了一套完整的、不可替代的防病治病的方法，为中华民族的繁衍昌盛做出了巨大的贡献。尤其是针灸、推拿、气功、食疗等特色疗法更是由于其简便易行、实用有效，一直为我国人民所喜爱，当今时代也越发显示出其独特的魅力，而且还走出国门、远播世界各地，为世人所青睐，一些西方医学束手无策的疑难顽症也从中医治疗中收到神奇的效果。

四是伦理价值。中医文化深受传统文化的影响，在形成过程中吸收、融合了易、儒、道、佛等各派别的道德思想，构成了完整的人文关怀、医学伦理体系，在医患关系、同道关系、医者主观修养等方面都形成一定的规范，诸如病人为本，大医精诚、有诊无类、普同一等、仁爱为心、慈悲为怀、重义轻利、尊师重道等，对于业医者应具有的思想品德有永远的教育意义，对于匡正不良的医疗风气、缓解紧张的医患关系更是具有现实意义。

五是科学价值。中医文化的科学价值表现在思维方式、理论体系、治疗方法、养生保健等各个方面。现代科学的每一次革新，都促进人们重新认识中医的价值。例如，中医学始终把人体以及人体的健康与疾病作为复杂系统来对待和处理。把对疾病的诊断与治疗放在各种复杂性关系中进行考虑，并且具有与复杂性科学极为相似的研究方法与研究特点。在具体医学观点上，中医学还为医学科学提供了丰富的思想源泉。例如中医学经常采取因势利导、调节平衡的方法，重视人体的基本康复能力。中医的扶正祛邪，就是帮助和发挥人体的抗病能力，然后通过因势利导的方法把有害物质排出体外，从而调整人体的内环境。中医的治疗思想给西医学很多启发。此外，中药通常来源于自然，它的毒性低，在复方中，药物的毒副作用也能互相制约，这样严重的危害就不容易发生。方剂的复方组成理论，蕴含着数千年来对药物配伍关系及药证对应关系的深刻认识，能较全面地综合调理病人的机体状况。针灸、气功、拔罐、水疗等非药物疗法，更是能够在积极发挥镇痛、调节内分泌紊乱、调节神经功能等方面发挥重要作用，同时无副作用，理应受到人们的重视。

随着对中医文化研究的不断深入，中医文化中蕴藏的科学价值将会一步步被挖掘和发扬。可见，从人类文化多样性的角度树立文化自觉，保护和发展中医药学，也是历史必然的选择。过去有一段时期曾把传统文化视为负担与阻力，是缺乏民族自信与创新勇气的表现，而现在那种思想产生的特定社会历史时期已经过去了。现代文明倡导多元文化和谐共存，最重要的是如何合理定位，只有优化中西医学的资源配置，使其更好地共同为人类健康服务。

第二节　以中药产业为例如何进行现代与传统"和合"联动

中药专业人才培养的根本任务，是要面向地方经济和产业发展的需求，培养高素质的现代人才。中药产业在浙江社会经济中占有相当重要的分量，同时也是一个发展历史悠久、文化特色鲜明的传统产业。在中药学教学改革中，积极响应地方和行业发展"浙产名药"的号召，充分发掘浙江优秀产业文化传统，熔铸在人才培养理念中，以培养既能传承浙江药业文化精神，又具备现代改革创新能力的全方面复合型人才。

随着时代的进步，创新是对老字号品牌最好的传承。浙江中医药老字号顺应时代潮流，对悠久的品牌历史和品牌文化加以精炼，不断发掘新的契合点，将传统的中医药文化与现代医药科技相融合，研发中医药相关产品，增强自身品牌文化底蕴，去粗存精，开拓新的市场。

一、中医药老字号的改革创新

1. 品牌价值的重新发掘

老字号品牌代表着产品的质量信誉、权威标准、大众的情感认同与选择倾向，是一种完美的使用价值和独特的文化价值的结合体。浙江中医药老字号作为本省乃至全国的知名品牌，既是中医药产业的无形资产，又是浙江中医药的形象代表，更是连接产品和消费者间关系的载体。这些老字号的名字已经成为了信誉的代名词。中医药老字号的品牌效应是在上百年的风风雨雨中形成、发展起来的，回顾这些老字号的历史，其品牌内涵、经营理念使老字号一直传承至今，屹立不倒。

许多老字号、老品牌在今天的市场经济中，都实现了创新性转型。以胡庆余堂为例，20世纪90年代后期，杭州胡庆余堂药业有限公司继承胡庆余堂百年"戒欺"的诚信治业品牌精神，完成了从传统作坊走向现代化的历程，成为高新技术企业、中国诚信企业、浙江省行业放心消费十佳企业、浙江省诚信满意十佳优秀企业、浙江省保健食品行业诚信企业、品牌浙江宣传示范单位、杭州市保健食品安全信用优秀单位、杭州市十大特色潜力行业200强、杭州市创新型试点企业、杭州市十大产业重点企业、杭州市江干区优秀骨干企业。"胡庆余堂"品牌先后被评为浙江省行业放心消费品牌，"胡庆余堂"商标被认定为中国驰名商标，"胡庆余堂"中医药文化已成为国家级非物质文化遗产。在从传统向现代蜕变的过程中，胡庆余堂坚持传统管理的理念，将"戒欺""真不二价"等优秀的传统经营理念继承与发扬，同时实行品牌管理的创新，建立和完善品牌管理机构，以电子商务为先导，实现经营管理的信息化，这是其重焕生机的根本。

老字号桐君堂品牌始创于明洪武十七年（1384），历经六百余年，也是传统中医药文化的代表之一。进入新时代，桐君堂重新挖掘桐君医药文化，重新打造"桐君堂"老字号品牌，于2006年1月被卫生行政部门批准为非营利性医疗机构中医门诊部，省市医保定点单位，是杭州市首批价格承诺守信单位，为浙江省著名的具有传统特色的国医馆。同样，创建于清光绪年间的老字号万承志堂，也于2004年在清河坊历史文化街区重新复建，在建筑上完全秉承明清时期的样式，分为一进两厅，前面是药铺，后面是诊室，使万承志堂这个老字号重现昔日辉煌。

当今社会，对中医药老字号来讲，首先要考虑与时俱进，继承传统医德文化，把品质、文化、技术、市场推广等与互联网融合；其次，中医药老字号行业特别需要坚持老祖宗传下来的工匠精神，如何用文化来支持品牌的发展，是所有经营者需要思考的问题。在这过程中，尤其需要既有传统文化意识，又有现代开拓理念的新型人才。

2. 经营战略的多元拓展

经营战略对于中医药老字号来说，决定了自身的市场定位与发展方向。胡庆余堂现采用一体化发展战略，经过不断的现代化整合改良，已形成集药材种植、饮片加工、成药生产、药品零售以及医疗门诊，甚至特色中医药文化旅游于一体、极具现代化特色的产业链。胡庆余堂是中国传统中医药文化的优秀传承者，是中药现代化发展改良的典范，生动地彰显着我国源远流长的中医药文化的活力与魅力。

胡庆余堂在创办时就确立了"采办务真，修制务精"的要求，强调药材至"真"，制作要"精益求精"。以此为代表的中医药文化，渐渐升华为规范化的中药种植加工及标准化的制剂生产。胡庆余堂自从1997年开始涉足中药种植和饮片加工，在甘肃、江苏、安徽和浙江省丽水、昌化等地设立种植基地，投入科技力量，大力发展规范化种植以及制药技术现代化、标准化与国际化，从源头控制药材有效成分含量、重金属含量及农药残留量，通过建立 GAP 种植基地有效解决原料来源不稳定造成的产品质量波动问题。

在药品的生产上，胡庆余堂现拥有国家批准生产的药品 184 种，保健食品 9 种。主要生产的药品中，胃复春片、小儿泄泻停颗粒、障翳散、庆余救心丸（神香苏合丸）获省市科技进步奖或优秀新产品奖，公司生产的复方丹参片、安宫牛黄丸被列为浙江省医药储备定点品种。2016 年和 2017 年，胃复春片、安宫牛黄丸、沉香曲、强力枇杷露、无比山药丸等五个产品荣获浙江省优秀工业产品称号。2019 年 5 月 19 日，由中国中药协会主办，浙江省中医药学会、浙江省药学会、浙江省中药材产业协会、浙江省中药饮片产业协会、浙江省保健品化妆品行业协会等单位承办的"浙产名药"助力乡村振兴发展大会在浙江武义召开，并进行了首批"浙产名药"入选品种授牌仪式，胡庆余堂胃复春片、强力枇杷露列入 2019 年首批"浙产名药"名单。

依托杭州旅游城市地理优势，胡庆余堂与其他中医药老字号一起，发展了一条成功的旅游特色产业。以中药产业有关的人文景观为主，加上中药药膳、保健茶沙龙、医疗馆、针灸馆等系列组合，开发出具有中药特色的旅游资源，内容丰富，形式新颖，营造了浓厚的中医药文化氛围，不仅借新兴的旅游业创收，无形之中还广泛宣扬了中医药文化，尤其是吸引了大量外国游客，有利于建立全球性的中医药文化，增加中医药文化的国际影响力，是改革创新的重要亮点。

3. 生产工艺的继承与创新

发展日新月异的新时代，中医药老字号依然坚守着对中医药文化的历史传统，同时，也积极顺应时代潮流，进行发展革新。在中医药文化的基础之上，通过创新使中医用药越来越科学，使中药从种植、加工、生产、调配、制剂、销售到使用等各方面不断规范化，以完善中药的质量标准体系，提高中药及其制剂的质量可控性与稳定性，推动中医用药稳步向"安全、有效、合理、疗效确切"的方向前进，由国内现代化向国际化进军。

以胡庆余堂为例，自清末创立至今，历经百年风雨飘零，一路行来，破旧立新，不断发展。胡庆余堂研发中心成立于 1982 年，于 2002 年被浙江省科技厅批准为"浙江省中药现代化研究中心"，专门从事研究开发活动。2017 年又被浙江省科技厅批准为"浙江省胡庆余堂中药现代化研究院"。多年来，该部门开发了多类产品，为胡庆余堂的持续发展做出了贡献。人员也从最早的十多人发展到现在的一百多人，在从事研发工作的人员中，具备中高级职称者占总数约百分之三十。中心拥有两千多平方米实验场所，设立有门类比较齐备的研发、中试、检测、分析试验室，具有原子吸收分光光度计、液相色谱仪、气相色谱仪、薄层色谱扫描仪、紫外分光光度计等多种分析仪器，也有各种多效提取器、减压高效浓缩器及制粒、压片、包衣等各种中试设备、器材，具有较强的中药、保健食品研发经验和能力。

生产工艺的不断创新,是中医药老字号发展的不竭动力,同时还需要弘扬工匠精神,二者并不矛盾,而是相辅相成的。工匠精神的目标是要打造本行业最优质的产品,其核心还是追求科技创新。有了创新,工匠精神才能更好地得到传承,工匠们才能不断提高技术水平,产品才能拥有更大的竞争力。

4. 销售方式与时俱进

在"互联网+"的时代大背景下,随着新零售概念的提出,以胡庆余堂为代表的中医药老字号积极响应政府的号召,继续传承和秉持自己核心价值观的同时,在产品的销售渠道上改革创新,大数据、人工智能和实体经济已经实现深度融合,传统老字号通过培育新增长点,为企业的发展带来无限新动能。

胡庆余堂在2009年进军电子商务领域,除建立自身的公众平台外,还先后在天猫、京东等电商平台设立旗舰店。2010年1月胡庆余堂成立专门的电商公司,通过"O2O"形式实现线上线下融合,创造出企业发展的新动力。现在,作为一家在全国拥有一百五十多家门店、且售卖产品以"克"为单位的店,胡庆余堂顺应时代发展的要求,积极研发适合互联网的产品,思考运营推广模式,在线上销售固定大品类山参、虫草、燕窝、石斛等保健养生产品;在小品类上则依据不同的季节变化,在红糖姜枣茶、酸梅汤、固元糕、枇杷膏等品类上不断轮换。同时,胡庆余堂还采用直播带货的方式,推出各类爆款,长期营销推广与短期爆款相结合,线上、线下良性互动的营销模式,不断调整和更新产品、服务的开发,用创新的商业模式去参与市场竞争。

在产品的营销上,更是采取多元化的宣传渠道,官网、微博微信公众号、公益广告、戒欺团队公益送书活动,甚至出现在APEC会议的宣传片中对外宣传企业的主张、经营理念,使顾客认识企业、认可企业、信任企业,依靠强而有力的宣传工作,强化对企业形象和产品形象的推广,不断提高知名度和影响力。近年来,先后以文化组织为主体,在组织建设和平台搭建方面做了大量工作。通过组织内外部资源整合,共享市场资源,开拓"老字号精品国药"药店,合力在连锁药店建立店中店"国医药文化传习馆"等,把国医药文化传习与市场营销有机结合,"老字号精品国药"的品牌提升和市场地位,对终端尤其是零售终端的国医药文化认同与推广起到了促进作用。

总之,中医药老字号应重视产品本身的创新,适应现代消费者的需求,与年轻人的生活方式、价值理念,甚至是和当下年轻人的时尚、流行元素相结合;同时,中医药老字号还要思考不同地区、不同年龄层顾客的思考方式和消费模式,努力生产出满足不同消费群体的医药产品,实现对企业有利、对消费者有利的统一。

5. 重视文化传承与推广

1987年,胡庆余堂在古建筑群内,创办了我国首家中药主题博物馆,作为爱国主义教育基地,与青少年的第二课堂,承担了一部分向学生、年轻人宣传中医药文化的职责。为了传承和传播中医药老字号文化,1987年,胡庆余堂利用保存完整的清代徽派商业古建筑群,开办了胡庆余堂中药博物馆。胡庆余堂中药博物馆在胡庆余堂老药店旧址古建筑群的基础上改建而成,保留了几乎全部的历史风貌。

除了胡庆余堂,桐君堂也创办了我国首家以桐君中医药文化为主题特色的博物馆,于 2012 年 11 月 1 日开馆。桐君堂还举办了多次药祖桐君中医药文化节,2019 年还举行药祖桐君祭祀典礼、中药材真伪鉴别全国大赛以及"桐君定三品"中药饮片展等。其中中药材真伪鉴别全国大赛有来自全国众多医疗机构的九十支队伍、近三百人参加。两年一届的"桐君堂"杯中药材真伪鉴别全国大赛永久落户桐庐,是中药学子增长见识,展示基本功的场合。

二、面向中医药老字号的人才培养

人才是事业的根本,专业化的人才中医药老字号发展的核心要素之一,也是最稀缺的资源。在技艺传承方面,绝大多数中医药老字号缺乏专业技艺人才储备,掌握传统炮制、制药技艺的药工大都面临老龄化,中医药技艺传承出现断代。人才储备不足是阻碍老字号技艺与文化传承的主要因素。导致中医药老字号传统技艺面临失传的原因主要有中医药传统技艺难度大,人才培养周期长等。

传统中药炮制技艺是中医药老字号的金字招牌,胡庆余堂配备了中药调剂的工作室,拥有非遗传承人——成药制作的老药工。老字号通过拜师仪式,不仅有中医拜师,还有中药调剂、手工泛丸、手工切片、煎膏技艺等方面的拜师,以此方式将老药工的精湛技艺一代代传承下去。胡庆余堂从 2017 年开始,开展人才培养"启航"项目。"启航"项目是人才培养的第一阶段,之后会有系列培养方案围绕公司的不同岗位员工开展,致力于将人才发展作为公司的长期战略目标之一。2020 年 3 月 22 日,胡庆余堂授予员工朱益军"工业工匠"荣誉称号,并成立"杭州市余杭区区级技能大师工作室"。

中医药老字号为了延续传统,创新发展,一直注重与医药院校合作,联合培养后备人才,积极引进优秀人才。以胡庆余堂为例,企业设有名医传承工作室,比如江浙比较有名的何氏妇科、宋氏妇科、裘氏妇科,以此对名老中医的宝贵临床经验进行挖掘、总结与传承。浙江中医药大学许多名家均是企业顾问。例如原浙江中医学院副院长、浙江省中医院院长杨继荪教授,兼任杭州胡庆余堂药厂、杭州天目山药厂、兰溪一新药厂等企业的技术顾问。他特别重视医药协同,认为中医中药唇齿相依,中药剂型改革是中医药发展的重要组成部分。他建议杭州胡庆余堂药厂将传统中成药杞菊地黄丸改革为杞菊地黄口服液,并考证了神香苏合丸(庆余救心丸)中朱砂应属于赋形剂。原浙江中医学院教授马莲湘,注重中药制剂改进,研制成小儿止泻散,经省级鉴定,并由胡庆余堂制药厂大批生产,成为该厂拳头产品之一。原浙江中医药大学副教授林坚,担任桐君堂医疗集团董事长,总经理,将数十年从事中药与方剂学教学经验应用于管理与临床,促进老字号的多元发展。

中药学教学改革积极面向企业,尤其注重与中医药老字号合作发展,加强在人才培养方面的合作。2020 年 3 月 20 日,浙江中医药大学药学院中药学专业首届"远志班"举行拜师会,药业专家如寿仙谷药业董事长李明焱、桐君堂药业有限公司总经理申屠银洪应聘为校外导师，为培养新一代优秀中药人才铺上一条新路。

第三节 "和合"博观的多维传播

浙江中医药大学持续十多年打制的浙江中医药博物馆，在承担中医药文化普及与传播功能方面起了重要作用，也是联系学校与社会的文化之窗，是中医药学教学改革的实践基地。"博物"者，博观万物也，当"和合"精神与"博观"手段相结合，便构成了多维传播中医药文化的亮丽平台。

一、高等院校中医药博物馆在社会教育与专业教育中的作用

（一）博物馆的功能与意义

1977年，国际博物馆协会（ICOM，简称国际博协）对博物馆重新下了定义：博物馆是一个不追求营利、为社会和社会发展服务的公开的永久性机构，它对人类和人类环境见证物进行研究、采集、保存、传播，特别是为研究、教育和游览提供展览。博物馆的基本功能和特性是收藏、展示和研究。在当代，博物馆的功能定位出现了新的突破，向更积极参与地方发展和社会进步转变。博物馆通过各种活动，在刺激地方文化发展、凝聚地方文化认同感和促进社会全面进步中发挥着越来越重要的作用。

在大学的办学发展中，博物馆对促进专业教育与素质教育有十分重要的意义。世界上首座博物馆就起源于大学，高校博物馆植根于大学文化的深厚土壤，是大学深厚学术和文化积淀的重要标志。高校博物馆是现代教育体系和博物馆事业的重要组成部分，是探索和实践新型人才培养模式、实现高等教育现代化的重要机构，是开展探究式学习、参与式教学、实践教学的适宜场所，同时也是学校文化内涵建设的重要平台与载体，不仅具有收藏展陈功能，更集人才培养、文化传承和价值传导等职能于一体，是高校特色办学的重要体现，也是高校特色文化的展示名片，打造文化育人的理想场所，开展学术研究的有效载体，进行社会服务的桥梁纽带。

中医药博物馆是展示宣传、传播普及、传承创新中医药文化，尤其是体现中医药现代化成果的最好方式之一，更是一个能够体现中医药精神文明和物质文明的形象载体。2017年7月1日，我国首部《中医药法》实施，提出了"开展中医药文化宣传和知识普及活动"的要求。为了弘扬中医药文化，中央和地方积极地扶持中医药博物馆建设。如《浙江省中医药事业发展"十三五"规划》指出"文化强国的建设，需要弘扬好中医药这一优秀的文化资源，不断提高人民群众的文化素养和文化软实力"，并将"浙江省中医药文化博物馆"列为建设项目。

（二）中医药高等院校的中医药博物馆

近年来，随着全国各地中医药院校的扩大，以中医药院校为主建成的地方中医药博物馆数量也不断增加。北京、上海、广州、成都等发展较好的中医药院校都已建成规模较大、建制独立的中医药博物馆。

1. 上海中医药博物馆

上海中医药博物馆是我国历史悠久、藏品丰富、规模较大的中医药专业博物馆之一。是全国中医药文化宣传教育基地，全国科普教育基地，上海市外国留学生教学基地，国家 3A 级旅游景点。上海中医药博物馆前身是中华医学会医史博物馆，始建于 1938 年，是中国第一家医学史专业博物馆，后划归上海中医药大学。

上海中医药博物馆占地面积约 2200 平方米，建筑面积 6314.12 平方米，展出面积约 3940 平方米。一层是医史综合馆，二层是养生康复、针灸推拿、中医文化、中药方剂和中医科教五个专题馆，三层是校史陈列馆和中药标本陈列馆及中药科普活动室。馆内藏品丰富，展项展品合计 3164 件。重要藏品有秦代五角形下水管道，汉代马王堆出土的花椒、茅香、桂皮，晋代王羲之族妹王丹虎墓出土的丹丸，南宋"内府"黑釉瓷药坛，明代葫芦形黑釉特大药坛，清乾隆九年（1744）乾隆皇帝赐予编著《医宗金鉴》官员福海的针灸铜人等。博物馆不仅为上海中医药大学校内教学科研服务，而且承担了面向社会公众，实施博物馆教育职能的社会责任。

在面向学校教育方面，上海中医药博物馆以大量完整系统的典藏标本、模型、实物等资料，发挥对课堂教育的辅助功能，起到图书馆和实验室所不能替代的独有作用，为医学生全面发展提供舞台。学校各专业本科生、研究生、港澳台及外国留学生都来馆接受教育，受到良好岐黄熏陶。博物馆还开设"人文实践"课，指导学生到社区和中小学宣传中医药知识，制定了"上海中医药博物馆"学生活动指南，设计了神奇的针灸、中医文化知多少、百草园寻宝、中药的识别等十二项活动。

2. 北京中医药大学中医药博物馆

北京中医药大学中医药博物馆始建于 1990 年，收藏有历代医史文物 1200 余件，善本医籍 200 多种，各类中药标本 2850 多种，植物药浸渍标本、矿物药标本六千余份。馆内汇集古今中医药学著作、杂志、图片及中国医学史相关电影、录像、幻灯、图谱；珍贵中医药古迹石碑拓片等。尤其以中药标本之全面、完善，展示维度之丰富，在全国高校中独树一帜。

北京中医药大学中医药博物馆构建了三个校内品牌活动。一是中药辨识大赛，每年五六月份举办，全校学生积极参与，寓教于赛；二是博物馆文化周，积极做好中医药文化输出；三是由博物馆主办、志愿者承办的博物馆讲解比赛。博物馆还承担着教学任务，开设的常用中药饮片辨识课是学校最受欢迎的选修课之一。

此外，北京中医药大学中医药博物馆注重探索新媒体时代的中医药文化传播途径，建成了功能全面的中医药数字博物馆，开设了线上虚拟展厅，可全方位了解馆内布展情况，使参观者享受虚拟现实的沉浸感，提升交互体验。通过线性的组织结构支持资源拓展与参观者自主学习，为中医药社会教育提供资源。同时数字博物馆内设置有相关链接板块，供参观者跳转至其他地区的中医药博物馆页面内，完成中医药博物馆间的连接与信息共享。

3. 广州中医药大学广东中医药博物馆

广州中医药大学广东中医药博物馆前身为广州中医药大学 1956 年建设的中药标本室、药圃及 1996 年建设的医史馆，2001 年整合为"中国传统医药文化博物馆"，2006年为落实广东省建设"中医药强省"战略正式更名"广东中医药博物馆"。现为国家二级博物馆、全国中医药文化宣传教育基地、全国科普教育基地、广东省中医药文化养生旅游示范基地、广东省首批国民旅游休闲示范单位、广东省科普教育基地、广东省青少年科技教育基地、广东省中华文化传承基地、广东省非物质文化遗产研究基地、全国中小学生研学实践教育基地。

博物馆中的医史馆以中国医药发展史为线索、医史文物展览为主题，展示原始社会至现代的医史文物和文献两千余件，展现中医药学发展历史轨迹和岭南医学的独特成就。重要藏品有清代王晋绘制的《名医叶天士遗像》、洛阳龙门石窟药方洞明拓片、清代十二时辰药瓶与十二生肖药瓶等。中药馆主要展出常用中药、道地药材、珍稀中药、岭南中草药、海洋药及常用中药剂型等展品两千余件，介绍药材真伪鉴别、中药防病治病等应用知识和中药的历史文化。尤其以全馆中心的六百瓶药用植物原色浸制标本展示墙为标志景观，站在馆内不同楼层、不同角度观赏中庭，会呈现出不一样的视觉美感。

4. 浙江中医药博物馆

浙江中医药博物馆于 2009 年 10 月建成开放，是浙江省首家综合性中医药博物馆。当时有建筑面积 1150 平方米，陈列展出面积 1000 平方米，由浙江中医药大学校史陈列馆、浙江医史馆、中药标本馆三部分组成。

2019 年，为了进一步加强中医药文化的宣传与普及，促进社会公众更好地认识中医中药，浙江中医药大学启动了浙江中医药博物馆新馆建设，用全新的理念，建成全新的一流展馆。新馆占地面积共计近五千平方米，布展面积 3200 平方米，展览区域分三层。整体布展以中医学"人与自然相应"的理念为主题，全面系统地展示有浙江特色的中医药文化。

二、浙江中医药博物馆的内涵特色与文化传播

2016 年 12 月 17 日，浙江省委、省政府印发了《健康浙江 2030 行动纲要》（以下简称《纲要》）。该《纲要》提出，到 2030 年，在率先完成国家"主要健康指标进入高收入国家行列"目标基础上，浙江"人群主要健康指标位居高收入国家先进行列，基本建成健康环境、健康人群、健康社会与健康发展和谐统一的健康促进型社会"。可见，人

民群众对中医药科普有迫切的需求。

此外,《浙江省文化发展"十三五"规划》提出"建设具有浙江特色、优势明显的优秀传统文化传承体系",将博物馆建设纳入发展主要指标。浙江拥有丰富的博物馆资源,除综合性博物馆外,还有丝绸博物馆、茶叶博物馆、官窑博物馆、杭帮菜博物馆等特色鲜明的行业博物馆。深具传统文化特色的中医药博物馆,也起到充实浙江文化建设的重要作用。

(一)浙江中医药博物馆的"和合"博观内涵特色

中医药博物馆的建设,离不开"和合"文化。中医药博物馆既收集众多中医药文献文物,又展示大量的动物、植物、矿物类药材标本;既面向中医药行业的专业人群,也面向不同阶层的社会大众。因此,建设好中医药博物馆,在建设方针、运行管理、内涵提升和社会推广等方面都特别需要贯穿"和合"理念。在学校的统一部署下,浙江中医药博物馆形成了"和合"博观的内涵特色。

1. 系统协调的"和合"管理机制

浙江中医药博物馆是浙江中医药大学的一个直属单位。由于中医药博物馆的建设内容涉及校史、中医、中药和针灸等各方面的知识,管理运行涉及教学、宣传、后勤、安保等多个部门,理论上各个方面都需要专业人才。但是从精简机构、勤俭节约的角度,又不可能为博物馆配备过多工作人员。如何充分协调学校资源,使博物馆建设保持高水平建设与高效率运营,需要有良好的机制。

浙江中医药大学在浙江中医药博物馆的管理上探索出一个有特色的"和合"机制,从而保证了博物馆以良好的形式服务于学校教育、科研、文化与社会服务等工作。早在 2013 年,学校就通过了《浙江中医药博物馆章程》,规定博物馆由"浙江中医药大学校长办公室、基础医学院、药学院分别负责建设和运行""主要任务是开展收藏、保护、研究、展示浙江中医药大学发展历史、浙江医学发展历史的见证物和中药标本,并定期面向社会开放",成立了浙江中医药博物馆学术委员会,作为学术咨询、评议机构和组织、指导机构。新馆建成之后,2020 年学校又下发《浙江中医药博物馆运行管理方案的通知》,提出了"统一领导、独立运行、教研相长、专兼结合"的组织机构组建原则,成立博物馆建设管理委员会,由校长担任委员会主任,分管副校长、教学副校长担任副主任,相关职能部门负责人担任委员会成员。博物馆建设管理委员会作为博物馆建设发展的领导机构,承担博物馆规划决策、发展建设、业务指导、管理协调等职能,负责推荐博物馆馆长、兼职副馆长人选等事项。这从制度上充分保证了浙江中医药博物馆的内涵建设以及为高校人才培养服务的功能。

2. "万方千药,四类百宝"的展藏特色

博物馆收藏的展品包罗万象,体现了中医药文化的各个层面。通过"和合"管理机制,形成一个"博观"的整体展示效果,为学校师生和社会公众服务。"万方千药,四类百宝"是对馆藏内容的概括,是多种元素"和合"博观的体现。

"万方"是指馆内收藏了一大批前辈名老中医的处方，包括御医、民国到现在的很多名医、国医大师当时开的处方，包括原浙江中医学院院长、国医大师何任老先生的处方等。

"千药"是指馆内收藏着具有中医特色和浙江特色的千味中药。一些展品如东北虎、特大灵芝、特大肉桂皮等，均是国内少见的大型药材标本。

"四类"包括"百家、百花、百器、百匾"，这些都是中医药文化中"百宝"。百余个医家的详细介绍，百余种与中药相关的花卉标本展示，百余种医药用品及医匾药匾等，完整而系统地展现了浙江中医药文化的悠远故事。

博物馆设置的茶文化、黄酒文化、药食同源的展览，也让人耳目一新。同时，博物馆用新多媒体技术全方位立体展示了胡庆余堂、方回春堂等一批浙江中医药老字号的蹉跎岁月，告诉世人，它们是如何延续发展了中华传统中医药文化的事迹。

3. 体系完备的多学科知识普及

浙江中医药博物馆依托浙江中医药大学完备的学科体系，致力于传播科学、严谨的健康知识，同时又注重文化引领，以增进人们对中医药文化的兴趣。

浙江中医药博物馆展陈和普及内容所涉及的知识体系，横跨中医药全领域，甚至包括历史学、生物学、地理学等学科知识。每一类知识都有其专业性与系统性。作为浙江中医药大学的下属机构，以及浙江省唯一的综合性中医药博物馆，博物馆首先要确保展示内容的权威性、学术性和专业性，但同时又要重视博物馆面向公众的特点，避免照搬教科书。从"和合"博观的理念出发，博物馆在布展建设中，除了依靠各个领域的专家，多方完善展览文本，力求具备严谨性和科学性之外，还努力结合社会公众的认知特点，进行通俗化的设计。博物馆对所要展示普及的知识，按中医、中药、针灸三大类进行分解整合。

在中医方面，博物馆以历史文化为主线，展示历代名医的高尚医德和精彩医事，发掘文献文物中的医药文化典故，展现中医药学在促进社会发展、维护人民群众健康中的积极作用，并有机地穿插讲述中医理论内涵与认知特点、疾病与保健的知识等内容，使观众在参观了解中医历史的同时，对中医药学的特色有全面认识。

中药馆以中药的历史发展、应用特色、道地药材、炮制加工、药食同源等为主要板块，突出"中药与生活"的文化主题。展区通过实物、图片、多媒体、互动等手段，系统展示上千种中药材，并在各个板块中普及中药资源学、中药鉴定学、临床中药学、中药药理学等各学科方面的知识，讲解中药治病的基本原理，并介绍制作或加工中药的简易知识。通过参观，可以激发人们对学习和了解中药的兴趣，对中药的使用形成正确的认识。

在针灸馆布展中，注重普及针灸学科有关经脉系统、腧穴保健、针灸用具等方面知识。用大型光电模型展示十二经络中的文化与科学内涵，用多媒体科技重现历史中的针灸铜人，结合 AR 演示古老针具的应用等，将常见穴位的取穴、常见病种的治疗等内容融于展品之中，增进对针灸治病防病的了解。

4. 跨行业、跨代际的公益化和通俗化科普传播

浙江中医药博物馆是浙江中医药大学的直属部门，博物馆举办的所有活动，公益性是其基本特性，使命是弘扬与传播中医药文化，普及中医药科学知识。

浙江中医药博物馆致力于研究中医药文化，注重中医药科普内涵和形式的研究和实践，突出寓教于乐，突出体验良好。如出版科普图书，开展养生讲座、养生实践、中医药文化实践体验，都突出通俗易懂和休闲体验。在科普展示方面，注重传统知识和现代科技的结合，与时俱进，借助现代最新科技如人机互动、VR 技术等进行内容展示和演示，体现融合古今、中西结合的特色。

博物馆的设计，贯彻"和合"博观的理念，努力提升不同人群的参观体验。如面向青少年人群，针对青少年活泼好动，对新鲜事物好奇的特点，开发的针灸铜人多媒体互动可触控透明屏、养生功法多媒体互动触控屏、中药炮制 VR 眼镜、野外采药 VR 游戏等生动活泼。结合中青年注重理性和关注健康文化的特点，则着重讲解浙江药店多媒体互动触控屏、中医药非遗多媒体互动触控屏、浙江药材媒体互动触控屏、道地药材多媒体装置、陆地动物多媒体互动触控屏、海洋动物多媒体互动触控屏、中药资源全息演示系统和石斛加工多媒体演示，增进他们对中医药知识的深入了解。对于中老年人群，结合中老年人沉稳低调的性格，知识面广和关注保健养生知识的特点，着重讲解光电经络人体触控装置，通过多媒体触控，分别演示人体十四条经脉及全身穴位的分布，可逐条切换；触控八会穴可与八卦地区相连，说明"灵龟八法"取穴方法的内涵；"中医·时间"多媒体演示双侧环幕，讲述中医顺应自然的精神理念；甲骨记疾媒体装置，将场景模型与多媒体屏相结合，演示甲骨文中的医药知识以及文字的演变；珍稀药材鉴别多媒体互动触控屏，通过多媒体触控，可以学习十种珍稀药材的鉴别要点；中药剂型多媒体演示触控屏，可选择播放中药丸剂与膏剂的制作视频；四季药膳多媒体互动透明触控屏，通过多媒体透明屏的触控，可以查询二十四节气的代表性药膳，学习其制作方法。

（二）浙江中医药博物馆的文化传播实践

浙江中医药博物馆新馆的建设，使更多的民众能够深入了解中医药学的博大精深，激发人们的民族自豪感，提升传统文化素养。同时以博物馆为基地，能够全面深入开展中医药文化研究，提升中医药文化传承实力，引导中医学和中药学师生、广大群众、中小学生全面系统地了解中医药发展史、中医理论、中药知识，发挥博物馆开放、正规、严谨的科普宣传优势，使大众对中医药的认知由感性认识上升到理论层面。

2009 年博物馆建成之后，每年接待国内外近一万人次进行参观、学习，其中包括大批中小学生，在弘扬中医药文化，普及中医药科学知识方面发挥了积极作用。浙江中医药博物馆的发展目标是建设成为国内一流的中医药博物馆，除满足学校中医药学科发展、人才培养的需要，为学校教学科研提供坚实保障外，要让更多的人了解浙江中医药学发展的历史，领略浙江历代医药名人的风采，认知中医药理论与文化知识，识别各种中药资源，体验中医药养生功效，展示浙江中医药现代化的成就。

2019年浙江中医药博物馆新馆落成，学校提出，将加强中医药文化研究，提升建设内涵，拓展服务功能，着力把博物馆建设成为弘扬中医药文化和普及中医药知识的重要平台，成为传承浙派中医，展示中药资源的重要基地，成为展现学校精神、建设文化校园的重要窗口，成为深受区域民众欢迎的重要文化地标。

为了更好实现中医药文化的全方位传播，浙江中医药博物馆拓展了更多的文化传播渠道。例如注重运用各类新媒体，开通了公众号、网站，设科普专栏，定期发送有关中医、中药知识与科普活动的信息。并根据参观团队游客量身定制个性化体验拓展、养生讲座项目。同时支持学校其他部门，开展"中草药嘉年华"、中医中药进社区进课堂、科普下乡等活动。

目前，浙江中医药博物馆已成为一座规模较大、功能齐全、特色鲜明的中医药文化展示场所和宣传阵地，成为中医药工作者、院校学生接受中医药传统文化和医德医风教育的课堂，成为向社会普及中医药知识，加强中医药对外交流展示的窗口。

（三）浙江中医药博物馆的人才培养功能

教育功能是中医药博物馆的三项基本功能之一。中医药博物馆依托于中医药大学，是学校教育教学的重要组成部分，承担着服务于中医药大学教学和培育中医药人才的作用。2018年，浙江中医药博物馆入选省高校文化育人示范载体。强调"博物馆作为直属教学附属机构，在省文物局和省中医药管理局的指导下，在学校的统一领导下传承和弘扬中华优秀传统文化，承担保护、宣传中医药文化，传播中医药知识，开展中医药教学和研究等职能"，博物馆为人才服务的主要作用体现在以下几个方面：

1. 校史校情的宣传窗口

每个学校的发展史本就是一部生动的艰苦创业史、改革创新史和文化发展史，浙江中医药博物馆中的校史馆，通过声光电等现代化媒介，让学生身临其境感受学校精神并内化为学习和奋斗的动力。学校创造性地将每个不同时期的校门做进校史馆，随着校门的变化，每个不同时期独有的环境、建筑、设备、人物，让参观者仿佛走进了那个历史年代。学校的发展展示得非常立体、直观，一路走来看到一个个标志性的成果，让师生员工感受到不平凡的发展历程，更加珍惜来之不易的发展成果。通过一组新旧校门的对比，反映学校变迁的历史，记录学校变化的痕迹，使得学生感受到学校厚重的文化底蕴和自己应该承担的责任。陈列不同时期校区模型，让学生在对比中感受到学校的发展步伐，同时也促使他们倍加珍惜今日的学习环境，激发勤奋向上、锐意创新、逆境之中不畏艰难的壮志和热情；开设展示教师风采的视频专栏，可以让学生领略教师教书育人的丰姿，引发学生对教师的尊敬和爱戴，有利于其在教师的教育引导下成长成才。学校把参观博物馆作为大一新生始业教育的重要内容，组织好新生第一课，让新生全方位了解学校、喜欢专业、热爱学校，达到育人的效果。

2. 课堂教学的重要补充

与传统的课堂讲授相比，中医药博物馆的教学方式明显具有形象、直观、生动的优势。中医药博物馆的教学方式是围绕文物、标本等实物，使中药学、中医学、方剂学、中药鉴定学等课程立体化、形象化，更易于被同学们所接纳，达到传统书本教学课堂上无法完成的效果。

3. 学生实践的第二课堂

学生讲解员的培养是博物馆育人工作的重要组成部分。浙江中医药大学成立了学生讲解队，通过规范选拔、培训考核以及任用，历年来使一批批学生加入到博物馆的解说队伍中，向社会各界展示中医药学子的风采。大学生讲解员不仅专业知识扎实，讲解内容深入浅出通俗易懂，而且接待热情文明，受到社会各界的表扬。通过这些活动，学生的自身综合素质和工作能力也得到多方面的锻炼和提高。

4. 创新创业的文化平台

博物馆创意文化产业受到公众瞩目。浙江中医药博物馆的良好平台，为学生创新创业活动提供了良好平台。在博物馆工作成员参与指导下，已有两个学生的创业公司成立，其中杭州艺轶文化传媒有限公司从事文创方面研究和产业实践，另一个杭州易乐养生科技有限公司主要从事中医药食物养生领域的学术产业化研究，相关公司都已经入驻学校创业园，在大学生创业大赛中获得省级奖励，提供了一定本地劳动力就业机会。

2020 年，浙江中医药博物馆被核定为国家二级博物馆，通过了浙江省中医药文化养生旅游基地的评审。这一平台的价值正得到越来越多层面的开掘。

第四节　学校与社会的"和合"化育

文化既是无形的，又是无所不在的。中医药文化可以说渗透在浙江中医药大学的方方面面工作之中，是学校和学院内强自信、外联社会的重要抓手，也是学校人才培养工作中的重要环节。它有助于促进学校提高办学质量，发挥对社会的影响力，形成学校与社会联合化育人才的良好氛围。可以说是其"和合"化育功能的体现。

多年来，浙江中医药大学发挥中医药文化的化育功能，在学校文化建设、人才素质培养以及社会服务工作中，取得了一定的成效。现就有关案例、成果略做介绍如下。

一、文化品牌活动

为了发挥中医药文化的影响力，近几年，浙江中医药大学药学院开展"中草药嘉年华"文化品牌活动，通过"大型广场科普行""服务基层社区行""省内高校校园行""医药技能实训行"和"李时珍青少年兴趣班"等多个活动平台，紧密结合中医药院校专业特色，涵盖亲子活动、小学兴趣班、标本制作、闻香识药、饮片识别、药材鉴定、花茶养生课等十余个专业项目，寓教于乐、服务社会，向社会传播中医药文化。

"中草药嘉年华"最大的特点就是，将传承中医药文化渗透于不同领域，通过丰富多彩的文娱活动，充分调动我院学生学习实践的积极性，充分挖掘中医药文化知识育人的潜能，以多样的活动载体和庞大的受众人群继承国粹精华。不仅使学院师生在活动准备与开展中得到能力的锻炼和价值观的养成，而且使广大参与者在活动过程中能够在享受欢愉过程的同时，体会到中草药文化的博大精深。

（一）活动思路

中医药始祖恩泽万代，炎帝文化源远流长。《史纪》中"神农尝百草，始有医药"，《淮南子·修务训》中"神农……尝百草之滋味，水泉之甘苦，令民知所避就，当此之时，一日而遇七十毒"的记载，都彰显了炎帝神农发明药学的艰辛。斗转星移，中医药发展迈过几千年的历史长河后，"中草药嘉年华"应运而生。活动秉承浙江中医药大学校训——"求本远志"精神，既要继承"医本仁术"的大爱精神、"神农尝百草"的实践精神，又要弘扬"天人合一"的和谐发展精神和"与时俱进"的开拓创新精神。

"中草药嘉年华"坚持"和合致远"的文化观教育、"以生为本"的实践观教育、"以人为本"的价值观教育，围绕社会主义核心价值观中的爱国、敬业、和谐、友善等重要内容，以传承和发扬中医药传统文化为根本宗旨，以提升和拓展学生中医药文化知识为主线，有效串联第一、第二、第三课堂。实施四字方略——"情、思、实、新"：以情为动力，引导学生全情投入，热爱中医药事业；以思为先导，重视研究探索方法，培养学生科研能力；以实践为根本，立足实际真学实干，提高学生实践动手能力；以新为突破，创新机制丰富形式，培养学生创新意识。

结合目前在全社会培育和践行社会主义核心价值观基本要求，我们进一步把社会主义核心价值观的基本内涵融入活动中，力求实现参与者在实践中进一步认知和固化社会主义核心价值观。

（二）设计与实施

1."和合致远"的文化观教育

文化是一个民族的标记和灵魂，也是一个民族赖以延续和发展的根本。文化自信是一个国家、一个民族、一个政党对自身文化价值的充分肯定，对自身文化生命力的坚定信念。中医药文化作为迄今为止世界上保留最为完好的文化之一，不仅具有科学的基本属性，而且具有不可忽略的人文属性。因此，不管从文化的角度，还是医学的角度，中医药文化就是中医药体系所吸纳的各种社会文化形式及其所体现的社会文化特征，是中医药体系中所包含和体现的传统文化。大学是传承、创造先进文化的中心，大学生是文化建设的生力军，学校文化的自强，源于对学校文化的自信；学校文化的自信，基于对学校文化的自觉。

以药学院院训为基础，这项活动的主导观念定位为"和合致远"，把中医药文化融入大学生喜闻乐见的实践活动中，在实践中普及知识，能够更好地增强大学生的情感认同，潜移默化地影响大学生的价值取向。比如，药学院携手浙江英特集团、杭州网开展"迎端午，知民俗"主题实践活动，将端午节民俗文化与中医药文化紧密相连，诵读经典、体验制作中草药香囊等活动，为杭州网的二十位小记者们带来了一场民族传统中医药文化盛宴，受到杭州日报、青年时报等多家媒体的报道。又如，药学院应杭州市上城区科协"科技活动周"邀请，将大型科普宣传品牌活动——"中医药文化健康行"引进杭州吴山广场，为现场近千名市民送去了中医药文化的饕餮盛宴，受到了市民的热烈欢迎。

2."以生为本"的实践观教育

"中草药嘉年华"在校园内部举行百草园种植、书院学徒的日常教学、历年的中草药鉴别大赛以及不同板块的校园文化活动。在校外，为了培养学生的科学精神与对专业素养的敬业精神，浙江中医药大校与天目山5A级自然风景区已有着长达五年的合作，每学年都有"专家顾问团"带领学生上山识药采药，有时当地游客还与师生一起学习。学院教师带领学生上山采药，足迹遍及天目山、括苍山、四明山，采集并制作中草药腊叶标本达一千余种。

除此之外，学院的青年志愿者们奔赴杭州各大中小学课堂，以"老师"的身份给孩子们带去了"中医本草课"，期望有更多的青少年能够了解中医药文化，支持我国的中医药事业。

3."以人为本"的价值观教育

针对不同的群体，开展丰富多彩、形式各异的活动。

如针对在校中小学生与他们的家长，学院开展"植物园识草药""校园科普宣讲行""寻找中医药瑰宝"和"李时珍青少年兴趣班"等活动。如通过"李时珍青少年兴趣班"，各位少年和他们的家长们一起学习中草药文化，参观"百草园"。学院的学生将所学的专业知识合理运用和生活化，营造、渲染浓浓的中医药文化氛围，使青少年从小激发对中华传统医药的重视与兴趣，从而培养青少年的爱国主义情怀。

针对高校大学生开展"省内高校校园行"，先后在浙江工业大学、浙江师范大学和浙江农林大学等高校举办系列活动。活动的举办与开展，让广大参与者在团结协作中体会到和谐、友善的人际关系形成的重要意义。

针对社会市民，传播历史文化，学院携手杭州市植物园，招募具有专业知识的"本草使者"，定期在杭州市植物园内举办主题讲座、经验交流等互动活动，把中医药文化传递给更多的人，活动受到浙江日报、浙江在线的持续关注，并将学院的活动纳入他们"科学松果会"的年度计划。学院师生走进社区送花茶，开授养生小课堂，教授药膳制作方法，不仅体现了浙江中医药大学学子们的人文关怀，更是让"中草药嘉年华"走出校园，走近生活。

此外，"中草药嘉年华"与来华外国人士多次进行交流，学院与学校国际教育中心合作，与杭州高新技术产业开发区外资企业开展名贵中药材鉴别、百草大搜索等活动，"老外"朋友们通过学习体验太极拳，参观中医药博物馆，亲手参与腊叶标本制作等，一次次体验中医药文化，为他国展现中华深厚的文化底蕴，富强昌盛的社会现状。学院还专门设置"嘉年华大篷车"，将学校的校车进行装饰，深入杭城各大市民广场，为广大市民送去中医药文化的饕餮盛宴。

（三）实效与经验

"中草药嘉年华"发挥精神文化产品育人化人的重要功能，将校内与校外有机结合，提升文化产品的思想品格和艺术品位，并加强对新型文化业态、文化样式的引导，让不同类型文化产品都成为弘扬社会主流价值的生动载体，丰富师生精神文化生活。

经过几年的实践与发展，"中草药嘉年华"已发展成为人气旺、美誉度高、影响深远的校园文化建设品牌，在文化育人、实践育人方面，"中草药嘉年华"日益成为引领学院学生树立正确价值观的重要载体。

1. 实践能力不断提高

"中草药嘉年华"开展的目的就是为药学院学生提供一个社会实践的平台，让学生能够在实践的过程中，把在学校学习的知识加以应用，巩固对专业知识的理解与认知。同时中药学、药用植物学等课程理论的学习，能够更好地指导"中草药嘉年华"各类活动的有效开展。在实践活动中，学生们也能够获得新的认知，比如在走进杭州植物园的"中草药嘉年华"活动中，当遇到某种不认识的植物，学生们现场进行搜集，查阅资料、询问老师，从而认识一种新的植物，明确植物的名称和药用功能。

"中草药嘉年华"活动在浙江中医药大学党委宣传部、学工部、研工部、药学院的领导和校团委的指导下，由药学院分团委负责活动策划和统筹协调，并专门成立了一个科研型学生社团——本草社，负责活动具体安排和活动现场的组织。其组织体系包括专职辅导员团队8人，中药学专家顾问团1个，大学生成员230多名，历年来自学校各个专业的队员累计近两千名。该社团经历了十余年的培育，获得全国百佳公益社团、浙江省十佳社团等诸多奖项。

"中草药嘉年华"极大地增强了学生实践能力和服务意识，"神农尝百草"的精神已经深深植根在广大学生的心中。在博大精深的中医药文化熏陶下，学生的实践动手能力和探索思考能力得到显著提高，学生运用所学知识解决实际问题的能力得到增强。中草药种植园不仅成为学生学习的乐园，还成为中药学、药用植物学等课程的校内实践教学基地。药学院建院30年来，先后有近千名专业教师带着数以万计的学生去往山间田野辨认药物，去往社区医院志愿服务，去往中小学校传播文化。初步形成以"挑战杯"学生科技作品展为龙头，以创业计划大赛、"浙江省人才新苗计划""校级学生科研项目""药学院学生科研项目"等为主体的课外科技实践活动体系，并在一系列科技实践活动过程中，充分发挥学生独立思考、探索和渴望解决问题的主动性，激发学生研究、实践的兴趣。

2. 创新意识不断增强

"中草药嘉年华"极大地激发了学生科技创新的热情，学习模式逐渐从单一的"接受式学习"向"主动式学习"转化。"中草药嘉年华"为学生搭建了更好的学习和实践平台，促进学生学习模式上的根本性转变，使学生逐渐从"接受性学习"转变为"主动性学习"，从统一封闭化的单纯课堂学习模式转变为个性化开放式的研究学习模式。孵化出一批批科技成果。近五年在四届全国医药院校药学/中药学专业大学生实验技能竞赛中，获得一等奖四项、二等奖（银牌奖）四项；获第三届远志杯全国高等中医药院校大学生课外学术科技作品竞赛二等奖一项；获省级挑战杯二等奖两项，三等奖三项；美国大学生数学建模竞赛国际奖三项，全国大学生数学建模竞赛二等奖一项；国家级创新创业训练项目十一项，学生的创新意识和创新能力不断得到增强。

活动还促进了中医药文化宣传模式的创新，实现线上与线下充分结合。新媒体的普及对人们思想生活的影响越来越深远，为了配合"中草药嘉年华"的开展，药学院专门成立了"百草传媒工作社"，开通微博平台和微信公众平台——百草葳蕤。每次活动前，通过"百草葳蕤"微信平台的信息推送能够广泛动员学生参与活动，在活动进行的过程中进行系列宣传报道。组织者还通过微信平台进行线上互动，如"神农识百草"的辨认中草药，同时也通过与一些主流媒体进行合作，吸引他们进行跟踪报道。一系列线上线下活动的开展，扩大了"中草药嘉年华"的影响力，充分发挥了"中草药嘉年华"育人作用。

3. 社会影响力不断扩大

"中草药嘉年华"极大地丰富了学生的第二课堂和第三课堂生活，吸引了越来越多的学生参与其中，在社会的影响力越来越大。"中草药嘉年华"引起各大媒体的广泛关注与跟踪报道，2008年11月，"中草药嘉年华"活动受邀作为国家中医药管理局、中共中央宣传部、全国人大教科文卫委员会等22家国家级机构主办的"中医中药中国行"大型科普宣传活动浙江站的重要组成部分走进杭州运河广场，接受诸多领导的"检阅"。2011年10月，"中草药嘉年华"受邀赴杭州西湖文化广场参加省2011社会科学普及周活动取得了很好的宣传效果。2013年12月13日的《中国中医药报》以"嘉年华——不一样的中医药科普模式"对该活动进行了大版面专题报道，向全国中医药领域推广和介绍"中草药嘉年华"活动，《杭州日报》《都市快报》《青年时报》相继对该活动予以整版特写报道，其他主流媒体报道转载一百余次，产生了良好的社会反响。

目前"中草药嘉年华"活动已经深入到浙江省内四十多个社区、五个高校，共发放中医药文化宣传资料五万余份，累计服务六万余人次，接待杭城小学生六百余人次。活动的开展和宣传报道，使"中草药嘉年华"逐渐成为杭州广大市民、中小学生了解中草药文化的重要平台。

二、打造中医药文化精品

作为中医药高等院校，在开展文化宣传与普及方面，需要有精品意识。文化精品绝非可以一蹴而就，而是在长期积累、沉淀的基础上形成的。多年来，浙江中医药大学在文化精品建设方面取得了不少成果。

（一）精品名家著作

老一辈中药专家林乾良，是浙江中医药大学中药系的创始人之一，在中医药文化建设方面卓有建树，影响极大。

林乾良，1932 年 10 月生，别名林冷伊堂、印迷，福建福州人。毕业于浙江医科大学，后任浙江中医学院（现浙江中医药大学）教授。精通中医药学、金石书画、科技史。业医而酷爱篆刻、书画，先后拜陆维钊、韩登安、沙孟海三大名家为师。在各种学术专著创作之余，创作了不少中医药文化精品著作，把自己的满腹经纶化为大众能够接受的知识。其中《药对》《长寿皇朝》《不老宝典》《养生茶寿》除在国内出版，还被美国、加拿大、日本等国家和地区引进版权。林乾良教授所著《中药》，结合自己长期的教学体会，对中药学相关知识进行高度概括精心提炼，勾勒出本学科知识的框架，精炼出本学科的精华，抽提出本学科的重点和难点并对其详细论述和分析。全书介绍了 380味中药的功效与主治，以功效为标准进行分类，以表格的方式来呈现，简洁而明了。其次，本书还介绍了中药学相关学科知识，如系统地梳理了中药学史、中药药理学、中药鉴定、中药与食疗、中药炮制、中药制剂等相关知识。全书分为十八章，内容虽综罗中药相关方方面面的内容，但要言不繁，叙述精当。是一本有益的中药入门书。

《养生寿老茶话》由林乾良、奚毓妹编著。较详细地介绍了我国种茶、制茶、饮茶的历史，饮茶的科学知识，以及茶对人体健康的作用，研究茶在中医学防治疾病中的经验以及对抗衰老的独特作用。上编为"茶史"，介绍了茶的考古、栽培、应用、制造、文物等内容。中编"茶事"，介绍茶的品种，我国的茗茶以及泡茶的学问，包括论水、茶具、品尝以及茶文化、茶与诗词、茶与民俗等内容。下编"茶疗"，提出"茶为万病之药"，介绍了茶的营养价值、药效成分，具体论述茶的诸功能等内容。

《中国茶疗》由林乾良、陈小忆编著。林乾良教授受到日本"茶道"一词的启发，提出"茶疗"体系。在该书中，林乾良教授深入挖掘我国古代的茶文化，考察其与历史、文学、艺术之间的密切关系。同时，林乾良教授从西医学、营养学的角度研究茶，并结合茶叶的有效成分与数十年丰富的饮茶实践，总结出茶叶的养生保健作用。该书行文深入浅出，易读易懂，累获好评，在国内先后印行 3 版，先后又有英文版、波兰语版等版本，影响极其深远。

《茶寿与茶疗》由林乾良著。该书作为《中国茶文化丛书》之一，在内容上突出知识性、实用性和趣味性，图文并茂，普及茶文化知识，是一本高品位的茶文化图书。本书所讲"茶寿"，即中国古代文献中称茶可"养生益寿"之意，从现代化学成分与药理作用研究而言，饮茶具有多方面良好的养生抗老、防治疾病的作用。茶为康乐饮料，饮茶可以长寿的观点，已越来越多地为全世界人民所认识。本书分上下篇两篇，分别讲述了茶叶的传统和现代功效、茶叶对一些疾病的辅助治疗作用。

《历代中药文献精华》由尚志钧、林乾良、郑金生著。该书首次全面、系统地介绍了我国历代中药文献的内容及其发展情况，共记载现存和佚散的本草著作近千种，内容广泛，材料翔实，可查性强。上编"本草概要"，纵向梳理了中国本草文献发展的源流，突出介绍了中药学在不同历史时期的特点、成就及其发展规律。中编"本草要籍"，以朝代为序，重点介绍了77种著名的药学著作。详细列述其命名、作者、成书、卷数、分类、体例、内容、价值、流传、实存、版本等项内容，资料丰富、考证精详，实用价值较大。下编"本草大系"，辑录了有史以来见诸记载的药学著作资料。本书以其开创性与科学性，产生了较大的影响。

《中国古今名医处方真迹集珍》由林乾良编著。该书从万方楼藏品中精选143家152方，分为26类，每类为一章。其中首届全国名医54人，首届国医大师30人中有14人，浙江名医60家69方。

《长寿养生金石录》由林乾良、陈硕编著。该书选取甲骨文、青铜器、印（包括古玺）、青铜镜、画像砖石、钱币（包括花钱）、瓦当、碑刻、杂项（包括薰炉及玉器饰品等）共138件文物，图文并茂地介绍了有关养生及文物鉴赏等方面的通俗知识。

（二）精品科普教材

2016年，浙江省提出将中医药文化知识纳入中小学地方课程建议，时任省委书记夏宝龙做出批示。时任浙江中医药大学校长方剑乔担任主编，组织力量编写了《中医药与健康》教材。该教材被列入小学五年级地方课程教材省级通用名录。

《中医药与健康》全书6万余字，分上、下两册，共36课时，内容包括中医、中药的起源，中医的基本思想，中药的基础知识，中医对起居、运动、饮食、情志的认识，以及针灸、推拿等中医特色疗法。教材中，第一单元第一节是《神农尝百草》，第九单元名为《挖掘中药的瑰宝》，内容包括《青蒿抗疟名天下》《白血病克星砒霜》《神奇丹参闯世界》和《百年传奇云南白药》。

为便于小学生理解，课程采用讲故事的形式，每课时一个故事，通过36个有趣的小故事，传递丰富的中医药知识，展示浓厚的中医药文化内涵。同时，围绕每个小故事，配有详细的知识解读和相关的知识拓展，以图文并茂的形式，系统讲授中医药的基本理论和实际应用，便于小学生进行实践。

2017年5月5日，方剑乔校长在杭州高新实验学校为七百多名学生讲解《中医药与健康》。同年8月9日，浙江省教育厅、省中医药管理局联合发文通知各级教育局，开展中医药小学教材培训。培训内容包括《中医药与健康》教材解析、教学指导及实施建议。培训对象为全省各市、县（市、区）科学教研员及小学五年级担任《中医药与健康》教学的教师。

《中医药与健康》开全国之先河，被列入2017年中医药十大新闻内容之一。时任国家中医药管理局局长王国强指出："浙江省创新中医药文化进校园的载体和渠道，办了一件具有开创意义的事。"

（三）精品在线课程

浙江中医药大学中药专业老师积极利用各类在线课程平台，打造永不下课的课堂，用生动通俗的方式向社会讲授中医药文化知识，以下两门课程已向社会开放。

《认识中药》，2学时，通识任选课，课程受益人数463人／年，主要介绍常见植物药的形态特征；基本植物摄影和构图技巧；名贵中药材的基本知识等。该课程旨在最大限度重现生活与中药的关联，让学生从生活中切实感受到中药的魅力，通过培养学生对中药的兴趣，提升刻苦钻研、解决问题的能力，进一步树立热爱中医药事业的意识。

《中药变形记》，3学时。讲述中药材制成中药饮片的过程，即中药炮制。该课程将中药炮制与日常生活相结合，启发思考，引导学生主动掌握炮制知识；通过展示各种中药炮制技术，科普炮制相关知识，有利于学生更直观地了解中药炮制的理论、工艺，培养对中医药的浓厚兴趣，更好地传承和保护中医药的传统遗产。

主要参考文献

［1］邓铁涛，程之范. 中国医学通史：近代卷［M］. 北京：人民卫生出版社，2000.

［2］蔡景峰，李庆华，张冰浣. 中国医学通史：现代卷［M］. 北京：人民卫生出版社，2000.

［3］张伯礼，石鹏建，洪净. 中医药高等教育发展战略研究［M］. 北京：中国中医药出版社，2013.

［4］王小平. 中医学合和思想的研究［D］. 山东中医药大学，2001.

［5］龚伯韬，程天君. 合作学习：情面、"和合"与教学秩序再生产［J］. 高等教育研究，2020，41（2）：66-75.

［6］龚孟伟. "和合"思想与"和合教学文化"共同体的建构［J］. 教育研究与实验，2011（1）：24-29.

［7］郭宏伟. 论中医药人才培养模式［M］. 北京：中国中医药出版社，2017.

［8］匡海学. 质量与生命［M］. 北京：中国中医药出版社，2009.

［9］许二平. 关于中医药院校教育与师承教育的思考［J］. 中医教育，2016，35（4）：9-12.

［10］黄真，李俊伟，陈建真. "教学—科研—生产"三位一体的中药学创新人才培养模式研究［J］. 中国高等医学教育，2015（4）：6-7.

［11］成希，钱发维. 高校思政教育工作的本质和思维范式探究［J］. 教育现代化，2017，4（32）：268-269.

［12］邓小平. 邓小平文选（第三卷）［M］. 北京：北京人民出版社，1993.

［13］陈建真，李范珠，黄真，等. 基于行业—专业—学科三位一体的特色专业建设模式［J］. 药学教育. 2016，32（6）：20-23.

［14］马新飞，洪骏，吴启南. 关于中药学学科专业协同发展的新思考［J］. 教育探索. 2014，12：82-83.

［15］刘洪一. 产学研协同育人的理念与实践［M］. 北京：商务印书馆，2013.

［16］张其成. 中医文化学［M］. 北京：人民卫生出版社，2017.